NEW 개정판

BOOK 01 | HUMAN ANATOMY BIBLE

필라테스 강사 / 트레이너 / 요가 강사 / 피부관리사 입문서

해부학 쉽게 공부하기

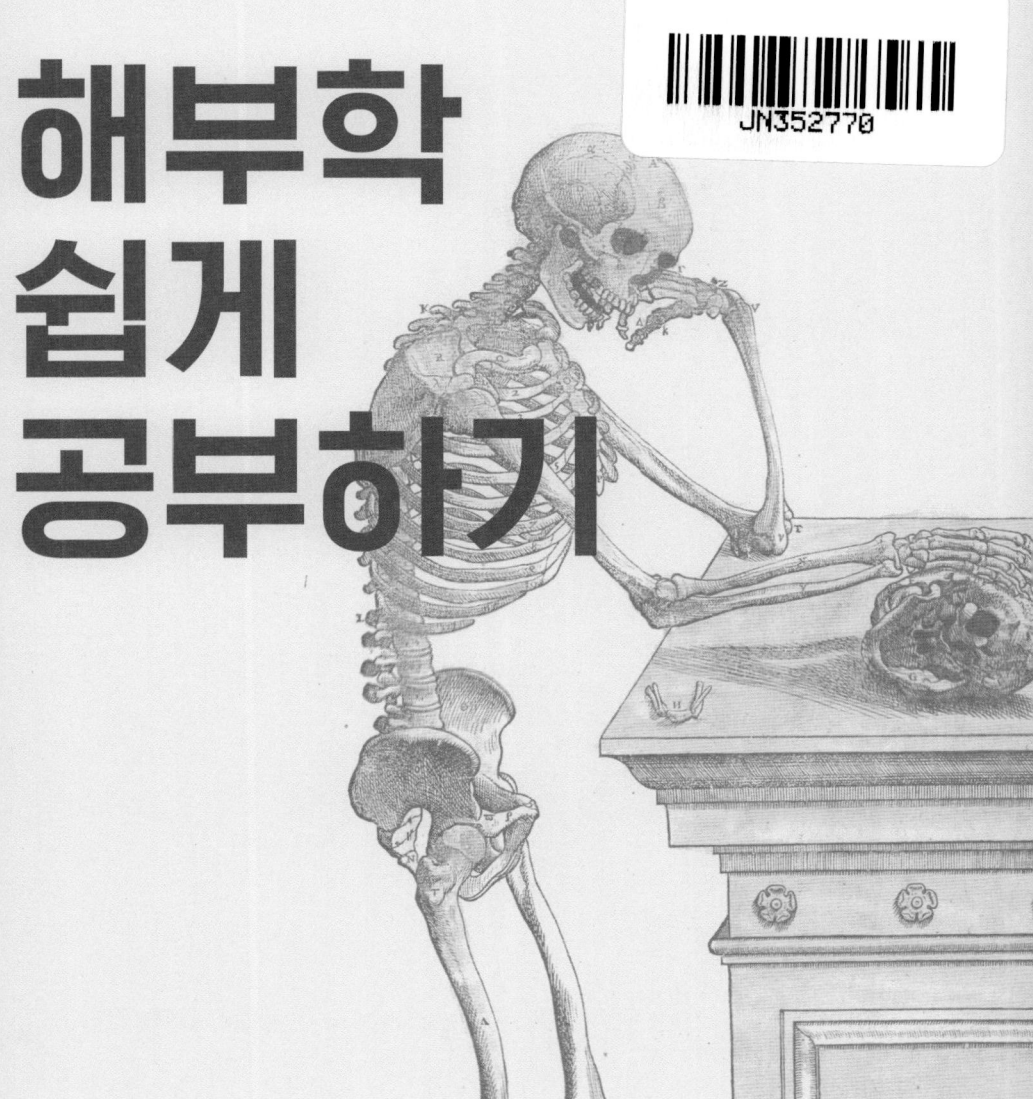

예방의학사
YB HEALTH CARE & MEDICAL BOOKS

초 판 1쇄 발행 / 2018년 7월 2일
제 4판 1쇄 인쇄 / 2020년 1월 16일

저   자 : 박민주, 김보성, 박주형, 백형진, 김용주, 양지혜, 김성언
그   림 : 박민주, 백형진

발 행 처 : 예방의학사
문 의 처 : 010-4439-3169
이 메 일 : prehabex@naver.com

인쇄/편집 : 금강기획인쇄(02-2266-6750)

ISBN : 979-11-960802-9-7
         979-11-960802-6-6 (세트) 94690

가격 : 13,000원

※ 저자와의 협의에 의해 인지를 생략합니다.
※ 이 책은 저작권법에 의해 보호를 받는 저작물이므로 동영상 제작 및 무단전제와 복제를 금합니다.
※ 잘못된 책은 구입하신 서점에서 교환해 드립니다.

이 도서의 국립중앙도서관 출판예정도서목록(CIP)은 서지정보유통지원시스템 홈페이지(http://seoji.nl.go.kr)와 국가
자료종합목록 구축시스템(http://kolis-net.nl.go.kr)에서 이용하실 수 있습니다. (CIP제어번호 : CIP2018037252)

대표저자

박민주
국제재활코어필라테스 대표강사
'해부학 쉽게 공부하기' 대표저자
'필라테스 지도자와 교습생을 위한 교과서 1,2,3' 공동저자 외 다수 공저

김보성
예방의학사 공동대표
'MPS 근육학 쉽게 공부하기' 대표저자 외 다수 공저
'오버커밍 그라비티' 공동역자 외 다수 공역

박주형
서울시립대학교 스포츠과학과 외래교수
(주)BM 대표이사
BM장학기부회 회장

백형진
가천대 대학원 운동치료학과 교수
건국대 대학원 스포츠의학과 교수
국민대 대학원 헬스케어매니지먼트전공 교수

김용주
남서울대학교 스포츠건강관리 교수
충청대학교 스포츠재활학과 교수
더바른몸PT스튜디오 대표

양지혜
국민대학교 스포츠문화산업 헬스케어 외래교수
KBS 스포츠예술과학원 재활스포츠 외래교수
인덕대학교 외래교수

김성언
건강운동연구소 펄스랩 대표
프리미엄 피트니스 펄스짐 대표
세종대학교 스포츠산업학과 교수

MEMO

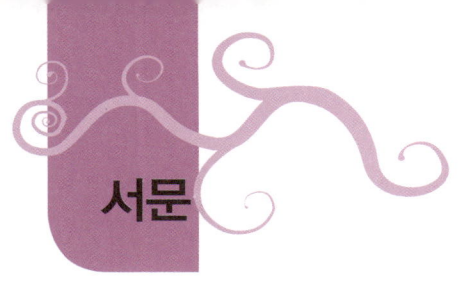

서문

　건강에 대한 사람들의 관심은 나날이 증가하고 있으며, 이에 따라 전문적인 운동지도자들의 역할은 더욱 중요해지고 있다.

　하지만 안타깝게도 아직 많은 운동지도자가 운동에 대한 잘못된 이해와 올바른 동작 수행 지도에 어려움을 겪어, 건강하기 위해 시작한 운동을 되려 독이 되는 경우로 만드는 상황을 심심찮게 찾아볼 수 있다.

　이런 현상이 발생하는 근본적인 문제는 해부학적 근거 부족이 주원인으로, 저자들은 이런 현상을 적극적으로 개선하고자 해부학 기반 근거 중심의 책을 기획하게 되었다.

　운동지도자들이 어려워하는 해부학을 더욱 쉽고 거리감 없이 접근하고자 연구했으며 현장에서 활용 빈도가 높은 근육들 위주로 정리하고 준비했다.

　이 책을 공부하는 많은 사람이 이 책 내용을 기반으로 올바른 지식을 습득하고 현장에서 유용하게 사용할 수 있기를 바란다.

2018년 7월 2일
대표저자 박 민 주

해부학을 쉽게 공부하는 법은?

해부학 공부를 어떻게 해야 할까?

강의 중 가장 많이 받는 질문 중 하나는 해부학 암기에 대한 방법이다.

실제로 많은 수강생이 어려움을 겪고 있는 문제이기 때문에 처음 해부학을 공부하는 초급자들은 단순 암기로 근육의 기시, 정지, 기능을 구체적으로 외워야 한다고 이야기한다.

보통 근육을 더욱 쉽게 암기할 방법으로 일명 '깜지'를 열심히 쓰지만, 아쉽게도 모두 머릿속에서 잊혀지기 일쑤이다.

이 무의미한 반복을 끝낼 수는 없을까?

그 방법은 우리가 왜 해부학 공부를 하고 있는지 다시 생각해 보는 것부터 시작한다. 어떤 사람들은 시험을 위해 단순히 기시, 정지를 외우고 공부를 한다. 하지만 이 책은 현장에서 실무를 보는 사람들(트레이너, 필라테스 강사, 피부관리사 등)에게 필요한 정보만 핵심적으로 전달하는 책이다.

해부학 학습 과정에서 기시, 정지를 정확히 아는 것도 매우 중요하다. 그렇지만 근육들의 기능이 무엇인지, 그 기능을 하기 위해 왜 이런 모양으로 생기게 되었는지 목적을 이해했을 때 현장에서 해부학을 더 잘 활용할 수 있다. 이 책을 통해 해부학을 암기한 뒤 그것들을 바탕으로 촉진 및 평가까지 학습한다면 현장에서 해부학을 백분 활용 할 수 있을 것이다.

첫 번째 추천 방법 해부학을 그리면서 공부하는 것이다.

　해부학을 단순히 암기하기 위해서 반복적으로 써보는 일명 '깜지'보다는 특정 근육을 인지하고 그려서 확인해보자.

　근육의 특징이나 외형을 좀 더 입체적으로 파악 할 수 있다. 그리고 그림을 그리며 암기하는 과정에 일종의 반복 필기와 같은 효과가 발생하기 때문이다. 이러한 반복적인 행위가 단기기억에 불과한 정보들을 장기기억이 될 수 있게 도와준다.

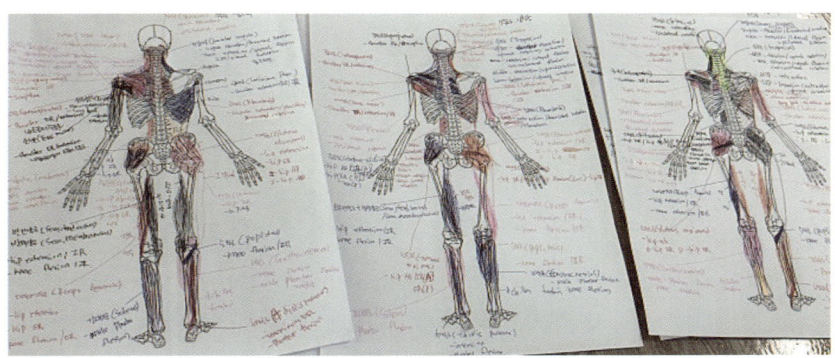

해부학을 쉽게 공부하는 법은?

두번째, 해부학을 위한 기초 지식 부터 정리 한다.

해부학적 자세 (Anatomical Position) / 움직임 기준면 (Planes of Movement)

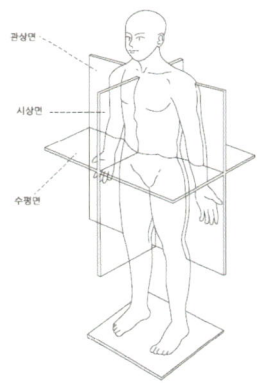

해부학적 자세 (Anatomical Position)
- 차렷 자세에서 양 하지를 약간 벌리고 서서 발끝이 앞으로 향하도록 곧게 딛고, 양팔을 아래로 늘어뜨리고 손바닥을 앞쪽으로 향하게 한 자세

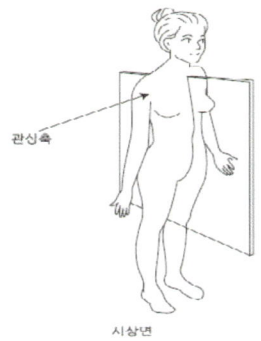

시상면 (Sagittal Plane)
- 몸통을 좌우로 똑같이 나누는 가상의 평면(정중면)에 평행한 면

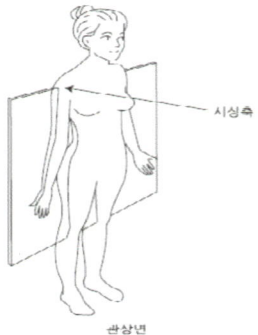

관상면 (Coronal Plane)
- 신체를 전/후(앞, 뒤)로 나누는 면

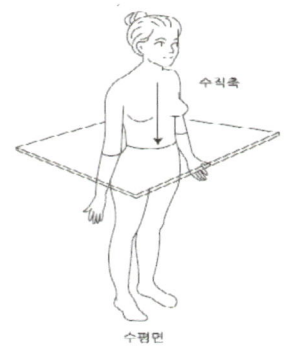

수평면 (Transverse Plane)
- 신체를 상/하(위, 아래)로 나누는 면

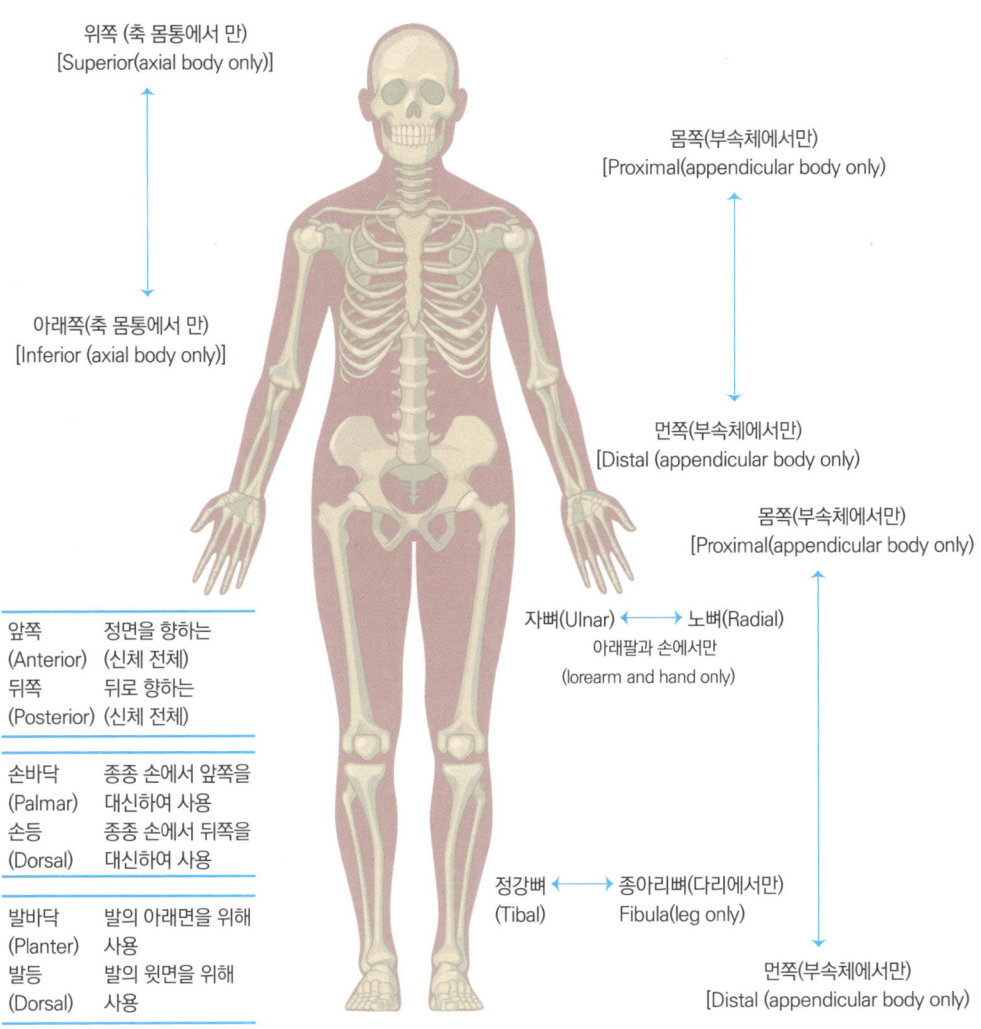

해부학을 쉽게 공부하는 법은?

운동학적 움직임(각도의 움직임)

Flexion(굴곡)	관절각도가 줄어들면서 두 뼈가 가까워짐
Extension(신전)	관절 각도가 늘면서 두 뼈가 멀어짐
Abduction(외전)	팔다리가 정준선에서 멀어짐
Adduction(내전)	팔다리가 정준선에서 가까워짐
Rotation(회전)	신체 분절을 하나의 축으로 돌림
Circumduction(회선)	Flexion, Abduction, Extension, Adduction의 연속동작
Pronation(회내)	손등이 위로 가도록 돌림
Supination(회외)	손바닥이 위로 가도록 돌림
Inversion(내번)	바닥이 마주보도록 안으로 굽힘
Eversion(외번)	아래쪽으로 내미는 운동
Dorsi Flexion(배측굴곡)	발등 쪽으로 굽힘
Plantar Flexion(저측굴곡)	발바닥 쪽으로 굽힘

해부학 움직임 용어(반대작용)

flexion 굽힘	⟷	extension 폄
abduction 벌림	⟷	adduction 모음
elevation 올림	⟷	depression 내림
pronation 엎침	⟷	supination 뒤침
lateral rotation 가쪽 돌림	⟷	medial rotation 안쪽돌림
upward rotation 상방회전	⟷	downward rotation 하방회전 circumduction 휘돌림

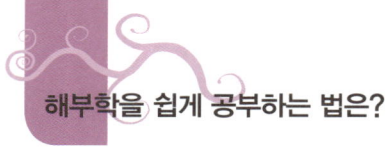

해부학을 쉽게 공부하는 법은?

세 번째, 기초 지식 정리 후 5단계의 접근 방법

1단계: 근육의 이름을 파악한다 (ex. 승모근, 견갑거근, 대능형근 등)

▼

2단계: 근육의 특징을 활용한다. (눈으로 보이는가, 촉진이 되는가, 기시와 정지가 어디인가, 관절을 가로지르는가, 어떤 방향으로 뻗어 가는가)

▼

3단계: 근육의 기능과 작용을 이해한다.

▼

4단계: 근육의 부착점들을(기시, 정지) 인지한다.

▼

5단계: 근육을 촉진해보고, 근육의 기능을 평가한다.

I. 근육

1. **골격근** : 골격에 붙어 움직이는 근육. 특유의 가로무늬가 있고, 의지에 따라 움직일 수 있다. 일반적으로 '근육' 하면 골격근을 지칭한다.

2. **평활근** : 안구, 소화기, 방광, 혈관 등을 감싸고 있는 근육. 이 근육들은 골격근에서 보이는 가로무늬가 없고, 자율적으로 움직인다.

3. **심장근** : 심장을 움직이는 근육. 의지와 관계없이 태어나는 순간부터 죽을 때까지 자동적으로 쉼 없이 수축과 이완을 반복한다.

근육의 특징

> '근육'은 뼈와 뼈 사이를 잇는 힘살과 힘줄로 이루어진다.
> '힘살'은 근육 섬유로 이루어져 있고 근(筋) 이라고 부른다.
> '힘살'은 중추신경계(척수)에서 뻗어 나온 말단 운동신경으로부터 전기 신호를 받으면 수축한다.
> 근육의 운동은 모든 상황에 해당하는 것은 아니지만, 닿는 곳 (정지-insertion) 에서 이는 곳 (기시-origin) 방향으로 일어난다.
> 근육의 기시와 정지를 알면 해당 근육의 작용 및 어떤 운동이 일어나는지 알 수 있다. ('이는 곳'은 고정 돼있고, 움직이는 부분이 '닿는 곳' 인 경우가 많다)
> 근육은 뼈와 뼈 사이에 위치한다.
> 뼈와 힘살 사이엔 힘줄이 있다.
> 근육은 단축성 수축과 신장성 수축을 한다.
> 근육 조직의 기능은 수축이므로 단축된다면 더 이상의 작용을 할 수 없다.
> 보호 차원에서 단축된 조직은 근수축을 더는 할 수 없고 신장에도 저항한다.
> 근육은 능동적으로 or 수동적으로 짧아질 수 있다.
> 골격근의 모양별 분류를 이해하고 촉진한다.
> 근육은 붙어 있는 뼈대의 모양이나 기능에 따라 여러 가지 모양으로 나눌 수 있다.

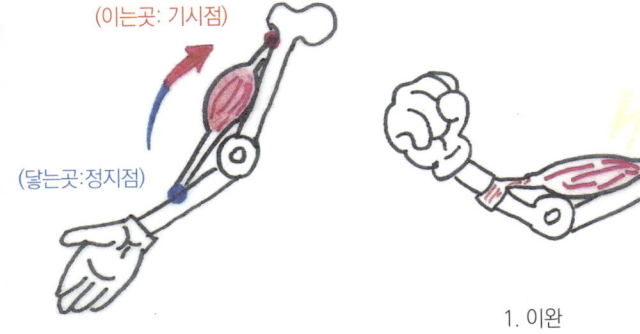

1. 이완

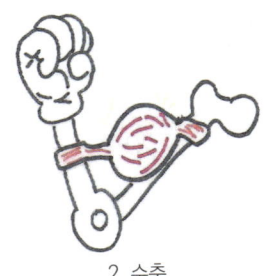

2. 수축

해부학을 쉽게 공부하는 법은?

골격근의 종류 (모양별)

≫ 방추근(fusiform Muscle) : 물레의 실뭉치(방추)의 모양을 따서 한 자 이름으로 '방추상근'이라고 한다.

≫ 깃근(pennate Muscle)의 깃은 새의 깃털을 뜻하기 때문에 '우상근', 톱니근은 '거근'이라고도 한다.

≫ 거근(鋸筋) 의 경우 '올림근'을 뜻하는 '거근' (擧筋) 과 구별하여야 한다.

≫ 여러 가지 모양과 명칭을 가지고 있지만, 모두 기본적으로 같은 작용 (수축해서 골격이나 피부를 움직임)을 하고 있다.

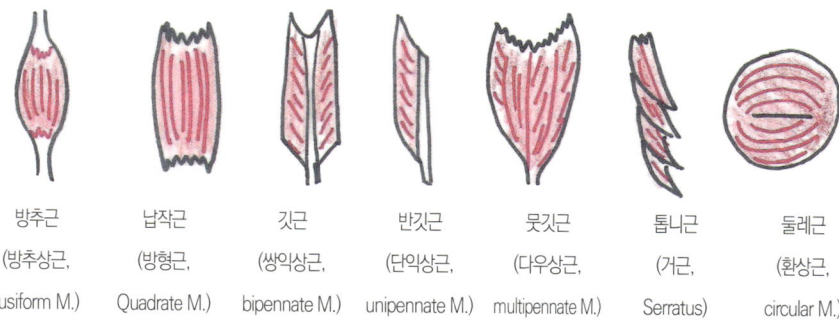

방추근 (방추상근, fusiform M.)　납작근 (방형근, Quadrate M.)　깃근 (쌍익상근, bipennate M.)　반깃근 (단익상근, unipennate M.)　뭇깃근 (다우상근, multipennate M.)　톱니근 (거근, Serratus)　둘레근 (환상근, circular M.)

근육의 발달 및 성장의 원리 (3대 요소 운동, 영양, 휴식)

근육이 수축해도 근본적으로 근육량의 부피에는 변화가 없다. 그러나 이건 순간적인 운동에 한정된 이야기다.

나이에 따른 성장 또는 지속적인 운동 등의 활동을 통해 근육 자체의 부피나 크기가 늘어나거나 줄어들 수 있다.

우리의 몸은 만약을 대비해 근육이 쓸 힘을 모두 사용하지 않고 일정 부분 비축해둔다. 하지만 일정 한계 이상의 힘을 쓰게 되면 근섬유가 파괴되고, 이를 복구하는 과정에서 근육량이 늘어나게 된다.

근력 운동(보디빌딩)이라고 부르는 근육 운동은 사실 근육 섬유를 파괴하고 복구하는 과정의 반복이며, 실제로도 보디빌더들 사이에서는 근육을 늘리는 과정을 벌크업이라고 표현하기도 한다.

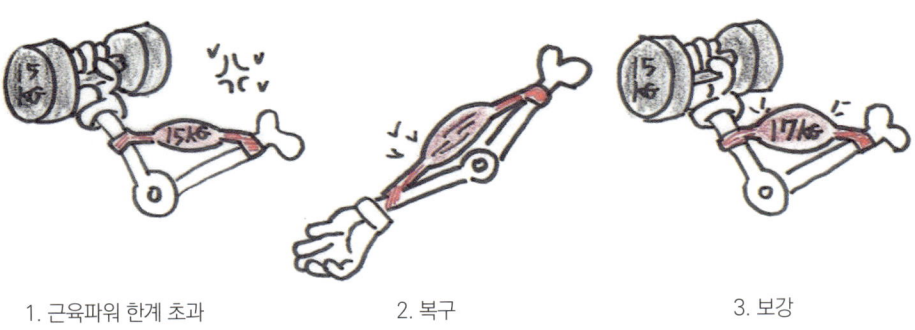

1. 근육파워 한계 초과   2. 복구   3. 보강

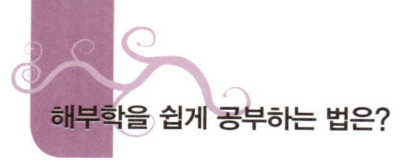

해부학을 쉽게 공부하는 법은?

|네 번째, 해부학 원칙 보다 원리를 파악한다.

생물은 주변 환경이 모두 달라지면서 각자 상황에 맞는 생존 전략을 택하여 진화하고 발전해 왔다. 인간 또한 같은 종 안에서도 각자의 처한 환경에 맞춰 외형적 특징이 결정되고 달라졌다.

환경적 변화란 중력, 마찰, 기압, 온도 변화, 유해광선, 산소 등이 있으며 이러한 요소들이 생존에 영향을 미친다.

추운 지방의 경우 체온 유지에 유리한 짧은 팔다리와 두꺼운 몸통을 가지고 있고, 더운 열대 지방에서는 체온 발산에 유리한 몸의 겉면이 발달한 길고 넓은 양상을 보인다.

돌출부				함몰부			
결절	융기(과)	돌기(전자)	가시(극)	고랑(구)	오목(와)	패임(절흔)	구멍(공)

근육을 촉진하기 위해서는 랜드마크를 찾는 것이 중요하다. 그중에 대표적인 것이 돌출부와 함몰부를 이해하는 것이다.

돌출부는 무언가를 붙잡기 위한 경우가 많고, 함몰부는 다른 기관을 보호하거나 혈관 또는 신경, 인대 등이 지나가기 위한 길을 확보하기 위해 만들어졌다. 돌출부와 함몰부는 유기적인 관계를 맺고 있으므로 이를 이해한다면 더욱 쉽게 공부를 할 수 있을 것이다.

| 다섯번째, 해부학 용어의 패턴을 활용한다.

해부학 용어의 패턴을 이해하고 공부를 한다면 무작정 외우는 것이 아니라 효율적으로 공부를 할 수 있게 될 것이다. 위치기반(극상근, 극하근)의 용어, 크기 기반(대흉근, 소흉근)의 용어, 모양 기반(사각근)의 용어, 역할 기반(견갑거근)의 용어, 유사, 연상 기반(견갑골)의 용어 등의 패턴을 나누어 공부하면 더욱 쉽게 기억에 남길 수 있다.

해부학 패턴

1. 위치	해부학적 명칭은 자리 잡은 '위치'가 중요하다. 근골격 명칭 중 위치 기반 명칭이 많은데, '위'가 있으면 '아래'가 있고, '전면부'가 있으면 '후면부', '내측'이 있으면 '외측'이 존재한다.	전면삼각근 ↔ 후면삼각근 극상근 ↔ 극하근 내측-중간-외측 등
2. 크기	해부학 명칭은 '크기'를 나타내는 접두사가 붙는 경우 이런 조직은 '크기'만 다를 뿐, 비슷한 역할을 수행하는 경우가 많다. '위치'와 마찬가지로, '큰' 근육을 발견했다면 그 근처에 '작은' 근육이 존재한다.	대흉근 ↔ 소흉근 대원근 ↔ 소원근 등
3. 모양	해부학 명칭은 특정한 모양이나 각도, 면적 등의 정보가 담겨 있다. 뼈보다는 근육에서 많이 찾아볼 수 있는데, 이름만 봐도 대략 어떤 모습인지 유추할 수 있다.	삼각근, 사각근, 복직근 등
4. 역할, 기능	해부학 명칭은 해당 근육이나 뼈 자체가 어떤 특정한 역할이나 기능을 수행하는 경우 관련된 이름이다.	견갑거근, 상후거근, 하후거근 등
5. 유사, 연상	해부학 명칭은 특정한 사물의 모습이나 현상에 빗대어 연상시키는 이름이 있다. 신용어 보다, 영문 이름이나 한자 명칭에서 종종 찾아볼 수 있다.	승모근, 빗장뼈, 견갑골 등

해부학을 쉽게 공부하는 법은?

근육의 명칭 명명 방법

1. 뼈이름에 따른 근육 명칭	흉쇄유돌근, 경골근, 비골근, 장골근, 상완요골근 등
2. 모양에 따른 근육 명칭	승모근, 방형근, 능형근, 삼각근, 이상근 등
3. 크기에 따른 근육 명칭	대흉근, 소흉근, 대원근, 소원근, 대둔근, 중둔근, 소둔근 등
4. 위치에 따른 근육 명칭	측두근, 전두근, 후두근, 극상근, 극하근, 견갑하근
5. 근섬유 방향에 따른 근육 명칭	복직근, 복사근, 복횡근, 대퇴직근 등
6. 근육 갯수에 따른 근육 명칭	상완이두근, 상완삼두근, 대퇴이두근, 대퇴사두근 등
7. 근육의 기능에 따른 근육 명칭	견갑거근, 내전근, 회내근, 회외근, 굴근, 신근 등
8. 근육의 길이에 따른 근육 명칭	상완이두근 장두, 상완이두근 단두, 대퇴이두근 장두, 대퇴이두근 단두, 장내전근, 단내전근 등

여섯번째. 인체에 대한 공부는 재밌는 점이 많다. 스토리를 이해해본다.

- 남자의 몸은 60%가, 여자의 몸은 54% 물로 이루어져 있기 때문에 보통 여자가 남자보다 빨리 술에 취한다.
- 심박 수는 신생아 때는 1분간에 약 130회로 연령과 함께 감소하여 5~13세에서는 약 80~90회, 20세 이상에서는 약 70~75회이다.
- 심박수는 일반적으로 신체가 작을 수록 빨리 뛴다.(조그마한 새의 심장은 1,000번이 넘게 뛴다 그래서 수명이 짧다) 또한 체온 1℃상승에 대하여 보통 약 8 박동의 증가를 가져온다.
- 한 인간이 살아 있는 동안 평균 280,000,000번 심장 박동을 하고 약 2,270,000리터의 피를 퍼낸다.
- 일반적으로 체중이 70kg 되는 사람의 피의 양이 약 5.2L이다. 적혈구는 골수에서 매초 마다 20,000개씩 생성되는데, 적혈구의 수명은 120~130일 정도이다. 이 골수는 평생 약 반톤가량의 적혈구를 만들어 낸다.
- 인간은 다른 동물과 달리 호흡 뿐만 아니라 땀샘이 발달해있다. 그로 인해 체열을 효율적으로 냉각 시킬 수 있기 때문에 순발력은 떨어지는 대신 오래 달리기를 할 수 있는 지구력이 발달 했다.
- 성인의 뼈는 보통 206개로 이루어져 있다. 신생아는 보통 350개의 뼈를 가지고 있지만 성장하면서 점차 통합되어 수가 줄어든다.
- 뼈의 조직은 끊임없이 죽고 다른 조직으로 바뀌어 7년 마다 한 번씩 몸 전체의 모든 뼈가 새로 바뀐다.
- 신생아와 성인의 안구는 기능과 크기 면에서 차이가 없다.
  다만 신생아가 물체의 초점을 맞추기 위해서는 생후 약 3개월 정도의 시간이 필요하다.
- 성인이 될 때까지 머리뼈는 약 20%, 턱뼈는 약 70%가 자라난다.
- 추운 극지방에서 생활하는 인종의 경우 체온 유지를 위해 두터운 몸통과 짧은 팔다리를 가지고 있고 지략이 발달한 반면, 더운 적도 지방에서 생활하는 인종은 체온 발산을 위해 신체 기관의 체표 면적이 넓고 길며 운동 능력이 발달한 양상을 보인다.
- 피가 하루 동안 몸을 달리는 거리는 평균 19,312km이다. 이는 서울~부산을 23번 왕복하는 거리이다.
- 인체의 모든 신경의 총 길이는 평균 75km이다.

해부학 쉽게 공부하기 목차

해부학 쉽게 공부하기 사용법 / 25

Bone part Check / 26

Skeletal system (골격기관)
Vertebral column (척주)
Skull(두개골)
Scapula (견갑골, 어깨뼈)
Clavicle(쇄골, 빗장뼈)
Sternum (흉골, 복장뼈)
Humerus (상완골, 위팔뼈)
Pelvis (골반)
Femur (대퇴골, 넙다리뼈)
Tibia Fibula (경골 정강뼈, 비골 종아리뼈)
Hand (손의 뼈)
Foot (발의 뼈)

Bone part / 40

Skeletal system (골격기관)
Vertebral column (척주)
Skull (두개골)
Scapula (견갑골, 어깨뼈)
Clavicle (쇄골, 빗장뼈)
Sternum (흉골, 복장뼈)

Humerus (상완골, 위팔뼈)
Pelvis (골반)
Femur (대퇴골, 넙다리뼈)
Tibia Fibula (경골 정강뼈, 비골 종아리뼈)
Hand (손의 뼈)
Foot (발의 뼈)

Muscle Part Check / 54

Shoulder / 56

Supraspinatus (극상근, 가시위근)
Infraspinatus (극하근, 가시아래근)
Teres Minor (소원근, 작은원근)
Teres Major (대원근, 큰원근)
Subscapularis (견갑하근, 어깨밑근)
Deltoid (삼각근, 세모근)
Pectoralis Major (대흉근, 큰가슴근)
Coracobrachialis (오훼완근, 부리위팔근)
Biceps brachii (상완이두근, 위팔두갈래근)
Brachialis (상완근, 위팔근)
Triceps Brachii (상완삼두근, 위팔세갈래근)
Anconeus (주근, 팔꿈치근)
Latissimus dorsi (광배근, 넓은등근)
Trapezius (승모근, 등세모근)
Levator scapulae (견갑거근, 어깨올림근)
Rhomboid major, minor (대,소 능형근, 마름근)
Pectoralis Minor, Subclavius (소흉근 작은가슴근, 쇄골하근 빗장밑근)
Serratus Anterior (전거근, 톱니바퀴근)

해부학 쉽게 공부하기 목차

Neck / 75

Sternocleidomastoid (흉쇄유돌근, 목빗근)
Scalene (사각근, 목갈비근)
Splenius Capitis & Cervicis (두&경판상근, 머리, 목&널판근)
Suboccipitals (후두하근, 뒤통수밑근육)

Trunk / 80

Rectus Abdominis (복직근, 배곧은근)
External oblique (외복사근, 바깥배빗근)
Internal oblique (내복사근, 배속빗근)
Transverse abdominis (복횡근, 배가로근)
Diaphragm (횡격막, 가로막)
Erector spinae (척추기립근, 척추세움근)
Multifidus (다열근, 뭇갈래근)

Hip / 88

Iliopsoas (장요근, 엉덩허리근)
Quadratus lumborum (요방형근, 허리네모근)
Rectus femoris (대퇴직근, 넙다리곧은근)
Sartorius (봉공근, 넙다리빗근)
Tensor fascia latae (대퇴근막장근, 넙다리근막긴장근)
Gluteus maximus (대둔근, 큰볼기근)
Gluteus medius (중둔근, 중간볼기근)

Gluteus Minimus (소둔근, 작은볼기근)
Biceps femoris (대퇴이두근, 넙다리두갈래근)
Semitendinosus (반건양근, 반힘줄모양근)
Semimembranosus (반막양근, 반막모양근)
Pectineus (치골근, 두덩근)
Adductor brevis (단내전근, 짧은모음근)
Adductor longus (장내전근, 긴모음근)
Adductor magnus (대내전근, 큰모음근)
Gracilis (박근, 두덩정강근)
Hip external rotator (고관절외회전근, 엉덩관절벌림근)

Knee / 106

Vastus medialis, Vastus lateralis (내측광근 외측광근, 안쪽넓은근 가쪽넓은근)
Vastus intermedius (중간광근, 중간넓은근)
Popliteus (슬와근, 오금근)
Gastrocnemius (비복근, 장딴지근)
Soleus (넙치근, 가자미근)
Tibialis anterior (전경골근, 앞정강근)
Peroneus longus (장비골근, 긴종아리근)
Peroneus brevis (단비골근, 짧은종아리근)
Peroneus Tertius (제3비골근, 셋째종아리근)
Tibialis posterior (후경골근, 뒤정강근)
Flexor digitorum longus (장지굴근, 긴발가락굽힘근)
Flexor hallucis longus (장무지굴근, 긴엄지굽힘근)
Extensor hallucis longus (장무지신근, 긴엄지폄근)
Extensor digitorum longus (장지신근, 긴발가락폄근)

해부학 쉽게 공부하기 목차

Muscle Part / 122

Shoulder / 124

Supraspinatus (극상근, 가시위근)

Infraspinatus (극하근, 가시아래근)

Teres Minor (소원근, 작은원근)

Teres Major (대원근, 큰원근)

Subscapularis (견갑하근, 어깨밑근)

Deltoid (삼각근, 세모근)

Pectoralis Major (대흉근, 큰가슴근)

Coracobrachialis (오훼완근, 부리위팔근)

Biceps brachii (상완이두근, 위팔두갈래근)

Brachialis (상완근, 위팔근)

Triceps Brachii (상완삼두근, 위팔세갈래근)

Anconeus (주근, 팔꿈치근)

Latissimus dorsi (광배근, 넓은등근)

Trapezius (승모근, 등세모근)

Levator scapulae (견갑거근, 어깨올림근)

Rhomboid major, minor (대, 소 능형근, 마름근)

Pectoralis Minor, Subclavius (소흉근 작은가슴근, 쇄골하근 빗장밑근)

Serratus Anterior (전거근, 톱니바퀴근)

Neck / 143

Sternocleidomastoid (흉쇄유돌근, 목빗근)

Scalene (사각근, 목갈비근)

Splenius Capitis & Cervicis (두, 경판상근, 머리, 목 널판근)

Suboccipitals (후두하근, 뒤통수밑근육)

Trunk / 148

Rectus Abdominis (복직근, 배곧은근)

External oblique (외복사근, 바깥배빗근)

Internal oblique (내복사근, 배속빗근)

Transverse abdominis (복횡근, 배가로근)

Diaphragm (횡격막, 가로막)

Erector spinae (척추기립근, 척추세움근)

Multifidus (다열근, 뭇갈래근)

Hip / 156

Iliopsoas (장요근, 엉덩허리근)

Quadratus lumborum (요방형근, 허리네모근)

Rectus femoris (대퇴직근, 넙다리곧은근)

Sartorius (봉공근, 넙다리빗근)

Tensor fascia latae (대퇴근막장근, 넙다리근막긴장근)

Gluteus maximus (대둔근, 큰볼기근)

Gluteus medius (중둔근, 중간볼기근)

Gluteus Minimus (소둔근, 작은볼기근)

Biceps femoris (대퇴이두근, 넙다리두갈래근)

Semitendinosus (반건양근, 반힘줄모양근)

Semimembranosus (반막양근, 반막모양근)

Pectineus (치골근, 두덩근)

Adductor brevis (단내전근, 짧은모음근)

Adductor longus (장내전근, 긴모음근)

Adductor magnus (대내전근, 큰모음근)

Gracilis (박근, 두덩정강근)

Hip external rotator (고관절외회전근, 엉덩관절벌림근)

해부학 쉽게 공부하기 목차

Knee / 174

Vastus medialis, Vastus lateralis (내측광근 외측광근, 안쪽넓은근 가쪽넓은근)
Vastus intermedius (중간광근, 중간넓은근)
Popliteus (슬와근, 오금근)
Gastrocnemius (비복근, 장딴지근)
Soleus (넙치근, 가자미근)
Tibialis anterior (전경골근, 정강근)
Peroneus longus (장비골근, 긴종아리근)
Peroneus brevis (단비골근, 짧은종아리근)
Peroneus Tertius (제3비골근, 셋째종아리근)
Tibialis posterior (후경골근, 뒤정강근)
Flexor digitorum longus (장지굴근, 긴발가락굽힘근)
Flexor hallucis longus (장무지굴근, 긴엄지굽힘근)
Extensor hallucis longus (장무지신근, 긴엄지폄근)
Extensor digitorum longus (장지신근, 긴발가락폄근)

관절 기능 근육 Check / 190

관절 기능 근육 확인 / 200

해부학 노트 공부법

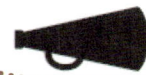 1. 읽어 보자!!!   반복하며 말해보기

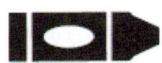 2. 그려보자!!!   그려보고 어디에 있는지 확인하기

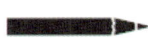 3. 써보자!!!   말하면서 반복해서 써보기

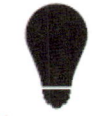 4. 상상해보자!!!   상상하며 기억해보기

Bone part
Check

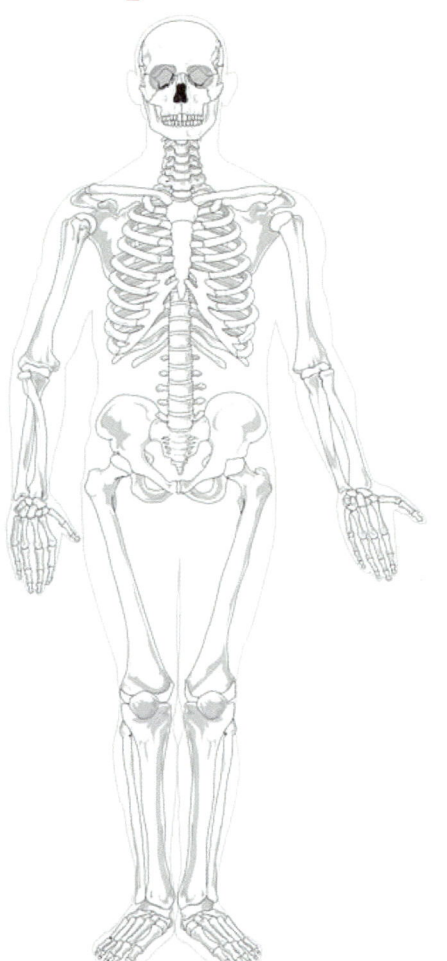

Skeletal system (골격기관)
Vertebral column (척주)
Skull (두개골)
Scapula (견갑골, 어깨뼈)
Clavicle (쇄골, 빗장뼈)
Sternum (흉골, 복장뼈)
Humerus (상완골, 위팔뼈)
Pelvis (골반)
Femur (대퇴골, 넙다리뼈)
Tibia Fibula (경골 정강뼈, 비골 종아리뼈)
Hand (손의 뼈)
Foot (발의 뼈)

Skeletal System (골격기관)

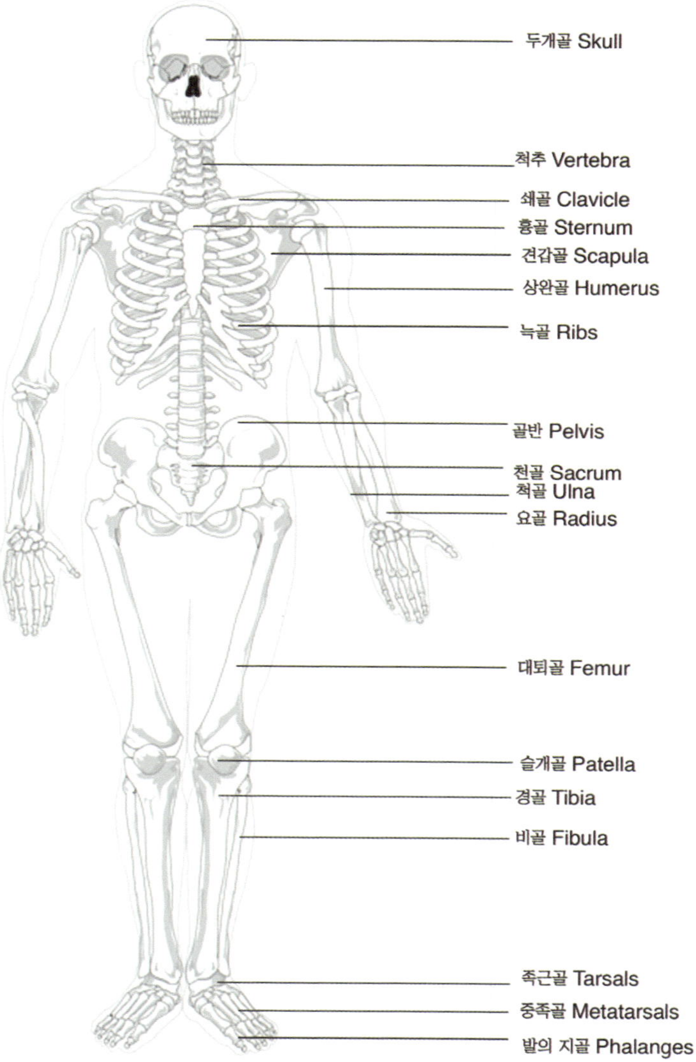

- 두개골 Skull
- 척추 Vertebra
- 쇄골 Clavicle
- 흉골 Sternum
- 견갑골 Scapula
- 상완골 Humerus
- 늑골 Ribs
- 골반 Pelvis
- 천골 Sacrum
- 척골 Ulna
- 요골 Radius
- 대퇴골 Femur
- 슬개골 Patella
- 경골 Tibia
- 비골 Fibula
- 족근골 Tarsals
- 중족골 Metatarsals
- 발의 지골 Phalanges

vertebral column(척추)

Cervical
경추, 목뼈

Thoracic
흉추, 등뼈

Lumbar
요추, 허리뼈

Sacrum
천골, 엉치뼈

Coccyx
미골, 꼬리뼈

측면, Lateral

후면, Posterior

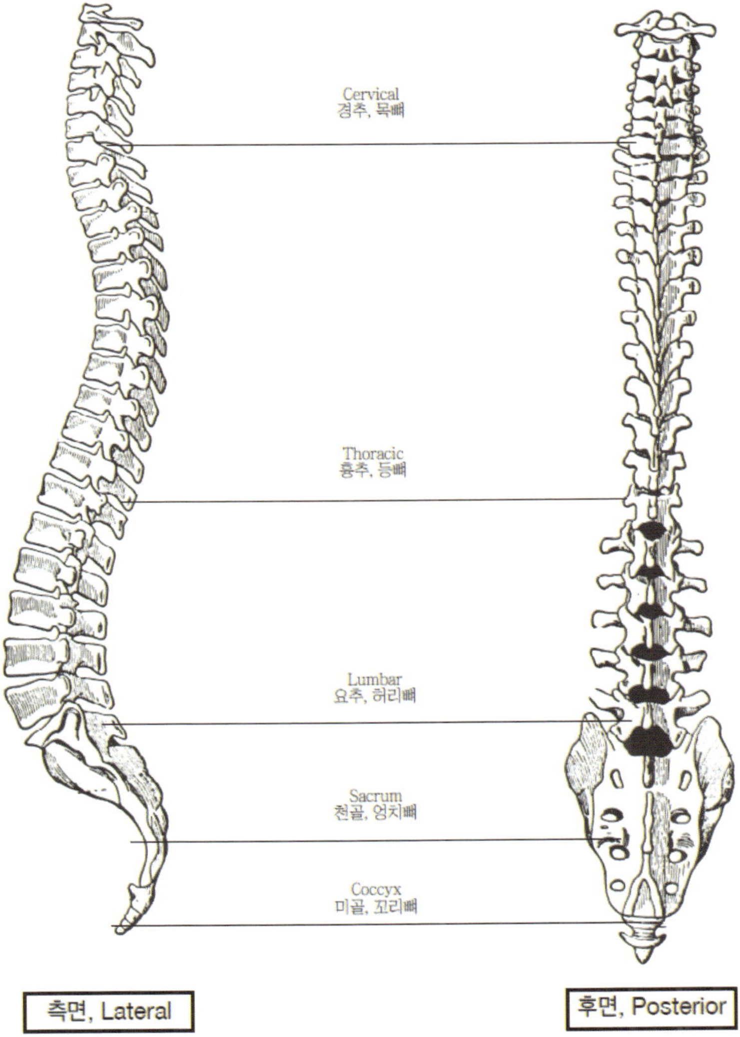

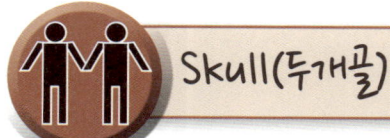

Skull (두개골)

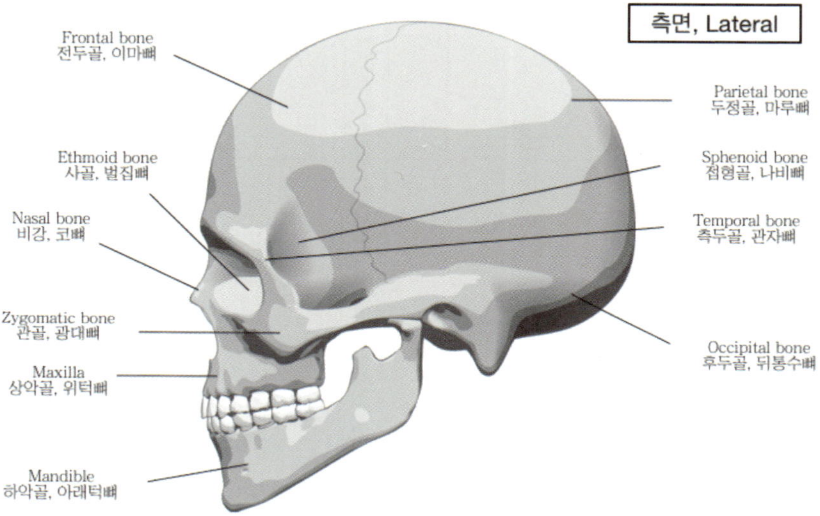

측면, Lateral

- Frontal bone 전두골, 이마뼈
- Parietal bone 두정골, 마루뼈
- Ethmoid bone 사골, 벌집뼈
- Sphenoid bone 접형골, 나비뼈
- Nasal bone 비강, 코뼈
- Temporal bone 측두골, 관자뼈
- Zygomatic bone 관골, 광대뼈
- Occipital bone 후두골, 뒤통수뼈
- Maxilla 상악골, 위턱뼈
- Mandible 하악골, 아래턱뼈

전면, Anterior

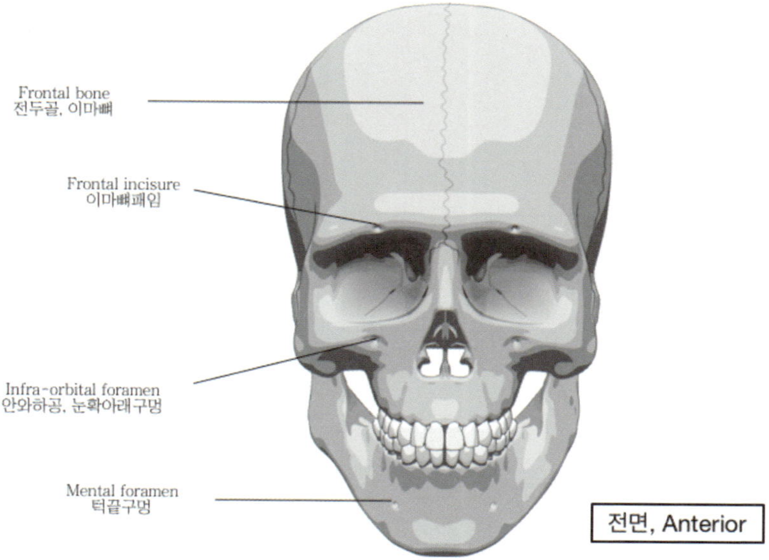

- Frontal bone 전두골, 이마뼈
- Frontal incisure 이마뼈패임
- Infra-orbital foramen 안와하공, 눈확아래구멍
- Mental foramen 턱끝구멍

Scapula (견갑골 어깨베뼈)

늑골면, Costal

- Superior angle 견갑골상각, 어깨뼈위각
- Incisura scapulae 견갑절흔, 어깨뼈패임
- Acromion 견봉, 어깨봉우리
- Facies articularis acromii 관절면
- Fossa subscapularis 어깨뼈밑오목, 견갑하와
- Collum scapulae 견갑경
- Glenoid fossa 관절와, 접시오목
- Lineae musculares 근육 선
- Axillary border 액와연, 겨드랑모서리
- Facies costalis 견갑골늑골면, 어깨뼈갈비면
- Inferior angle 견갑골하각, 어깨뼈 아래각

후면, Posterior

- Incisura scapulae 견갑절흔, 어깨뼈패임
- Coracoid process 오훼돌기, 까마귀부리모양
- Supraspinous fossa 극상와, 가시위오목
- Acromion 견봉, 어깨봉우리
- Spine of scapula 견갑극, 어깨뼈가시
- Angulus lateralis 견갑골외측각, 어깨뼈가쪽각
- Infraglenoid tubercle 관절하결절, 접시아래결절
- Neck of scapula 견갑경
- Infraspinous fossa 극하와, 가시아래오목
- Vertebral border 척추연, 척추모서리
- Axillary border 액와연, 겨드랑모서리
- Inferior angle 견갑골하각, 어깨뼈 아래각

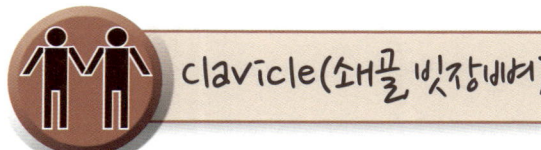

clavicle(쇄골, 빗장뼈)

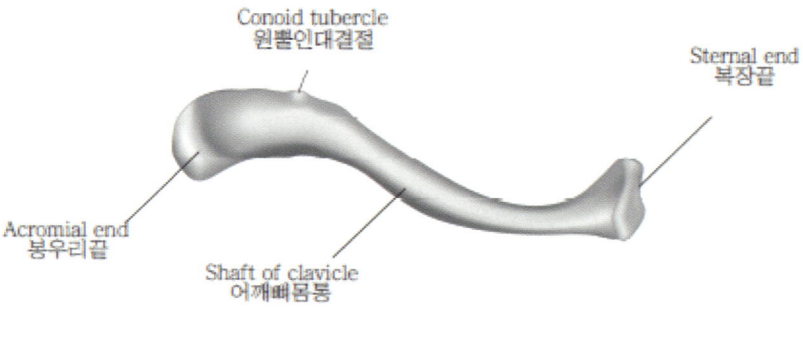

전면, Anterior

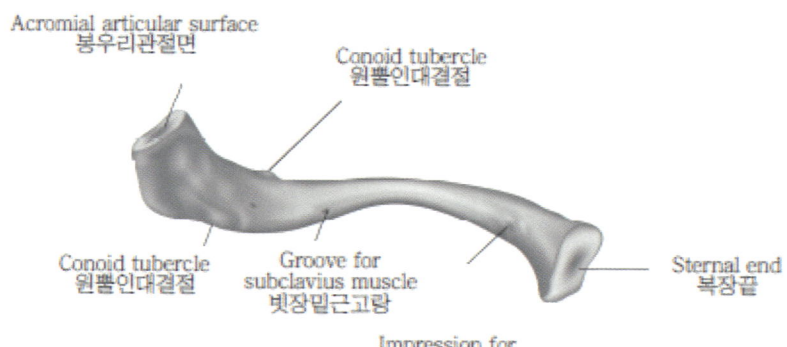

후면, Posterior

Sternum (흉골, 복장뼈)

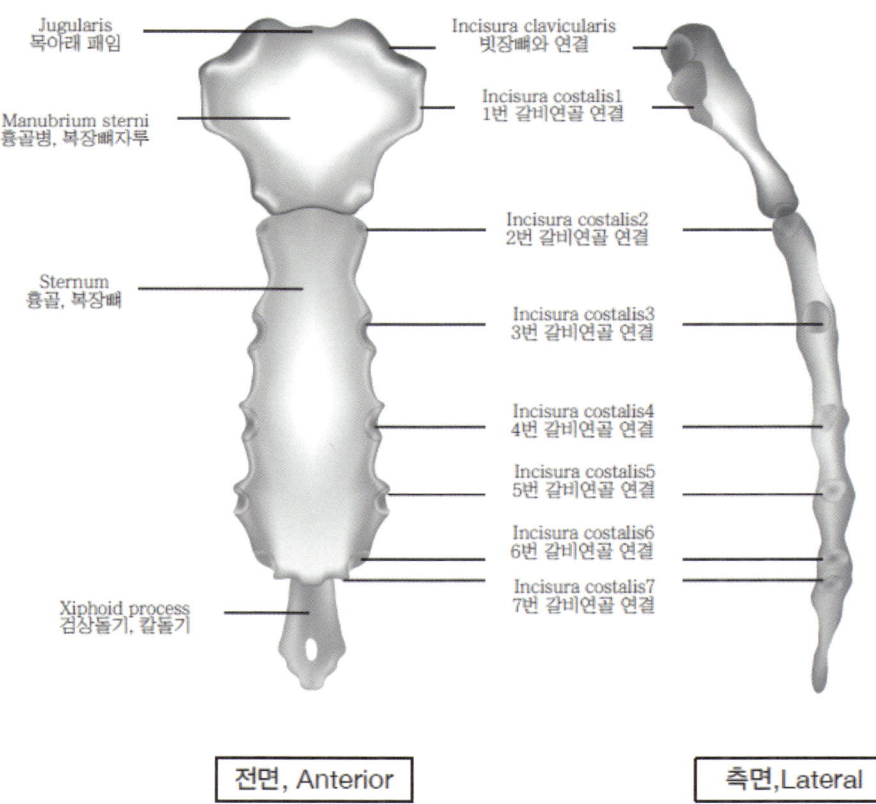

Humerus (상완골, 위팔뼈)

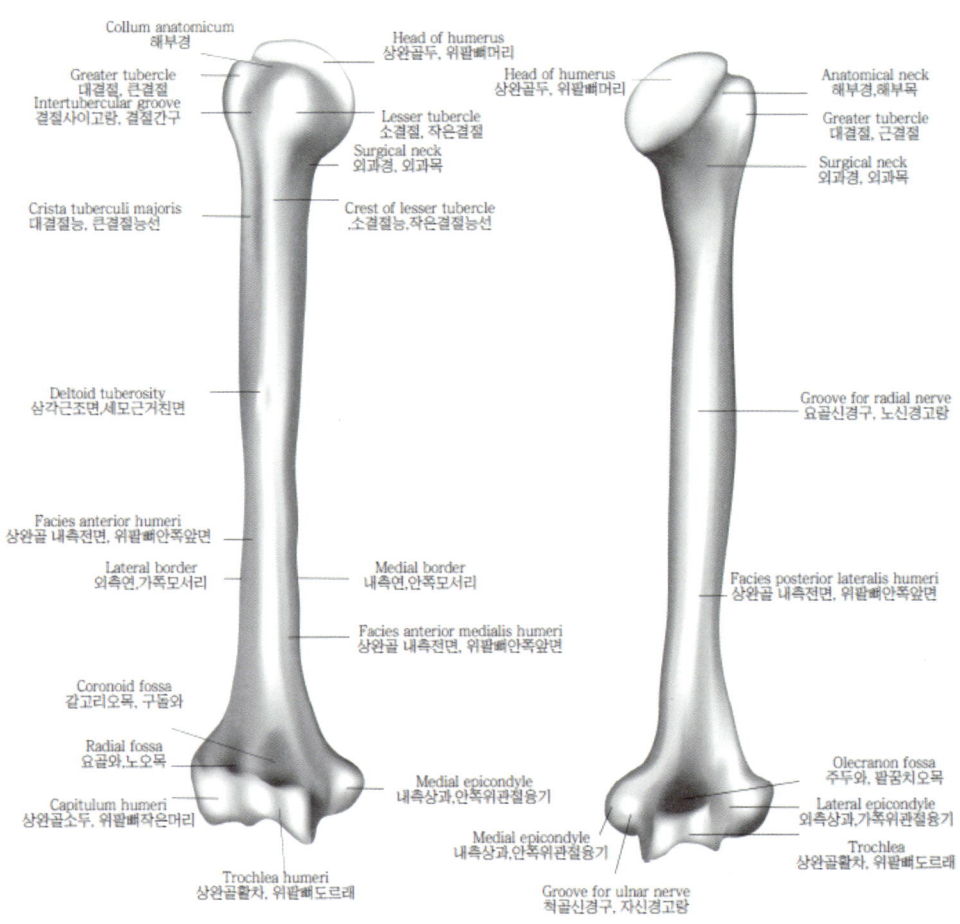

전면, Anterior

후면, Posterior

Pelvis(골반)

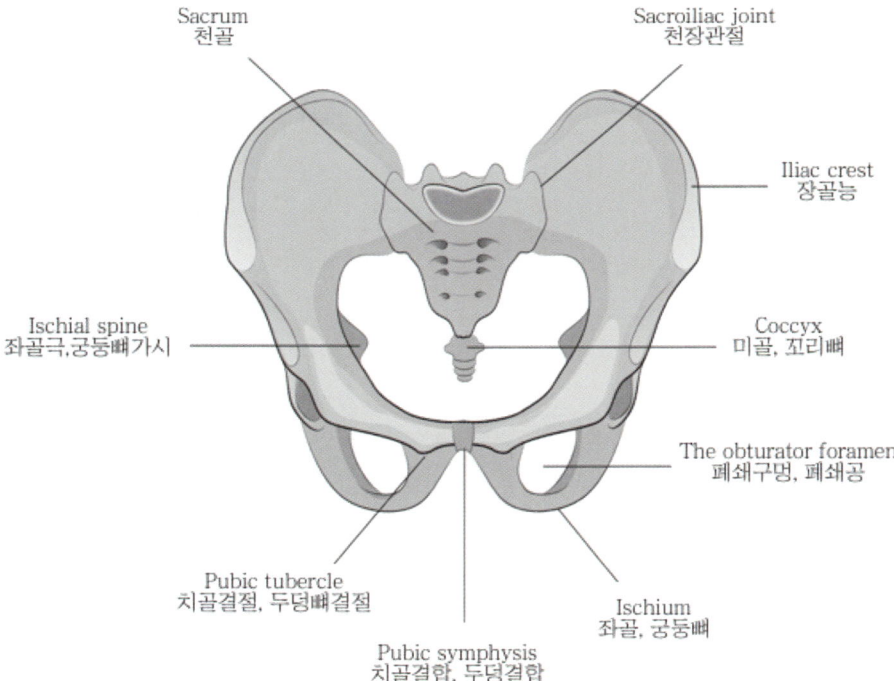

전면, Anterior

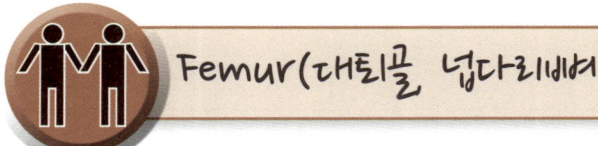

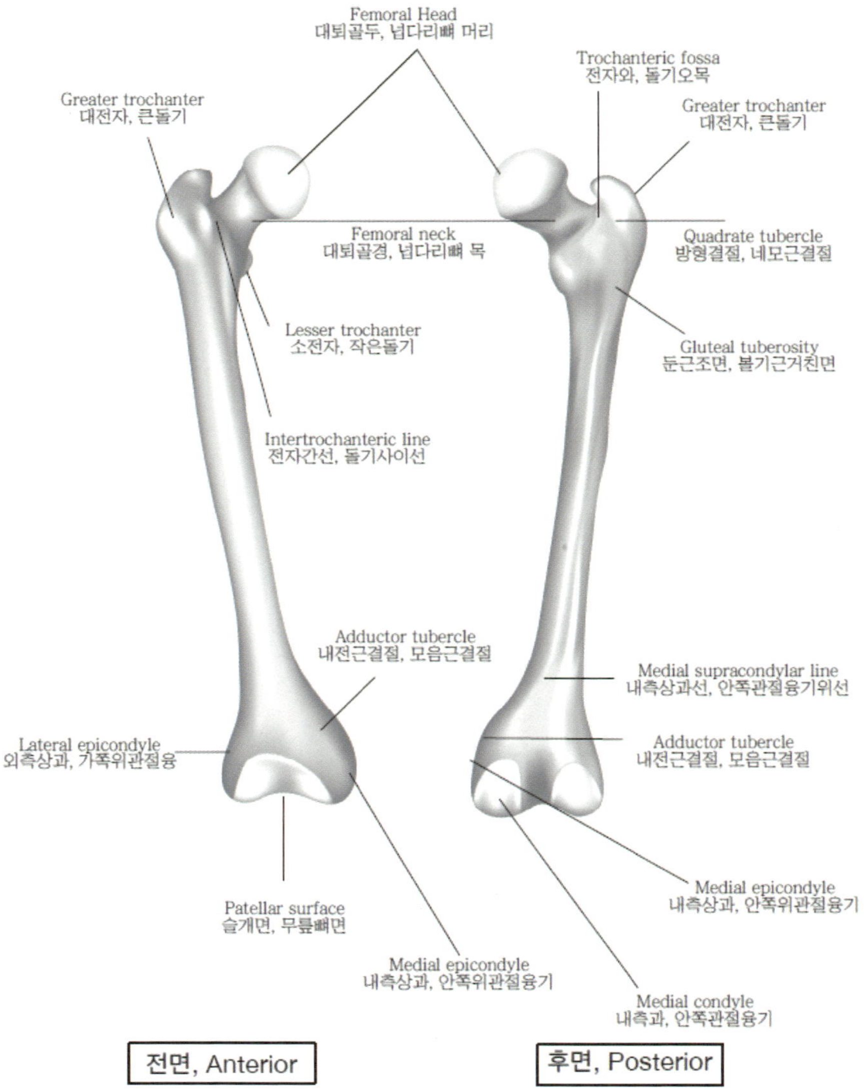

Tibia, Fibula (경골 정강뼈, 비골 종아리뼈)

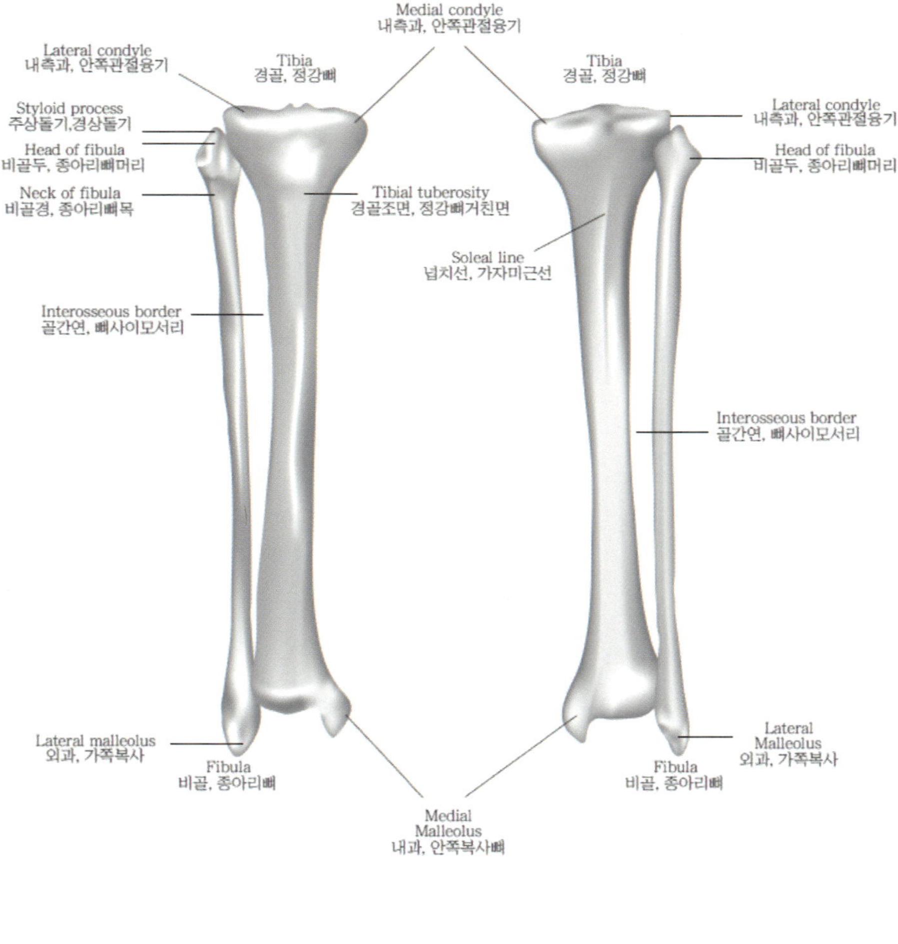

- Lateral condyle 내측과, 안쪽관절융기
- Styloid process 주상돌기, 경상돌기
- Head of fibula 비골두, 종아리뼈머리
- Neck of fibula 비골경, 종아리뼈목
- Interosseous border 골간연, 뼈사이모서리
- Tibia 경골, 정강뼈
- Medial condyle 내측과, 안쪽관절융기
- Tibial tuberosity 경골조면, 정강뼈거친면
- Lateral malleolus 외과, 가쪽복사
- Fibula 비골, 종아리뼈
- Medial Malleolus 내과, 안쪽복사뼈

- Tibia 경골, 정강뼈
- Lateral condyle 내측과, 안쪽관절융기
- Head of fibula 비골두, 종아리뼈머리
- Soleal line 넙치선, 가자미근선
- Interosseous border 골간연, 뼈사이모서리
- Fibula 비골, 종아리뼈
- Lateral Malleolus 외과, 가쪽복사

전면, Anterior   후면, Posterior

해부학 쉽게 공부하기 37

Hand (손의 뼈)

전면, Anterior

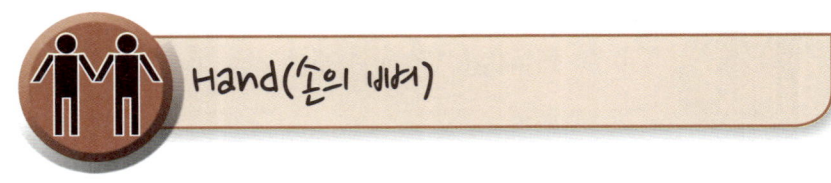

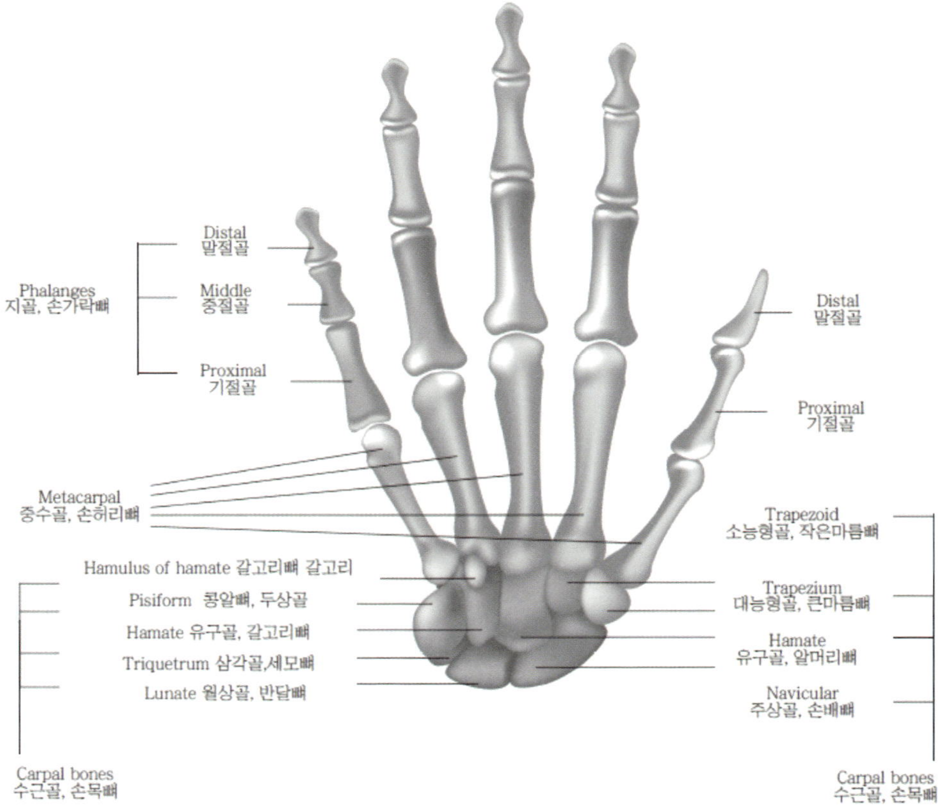

Phalanges 지골, 손가락뼈
- Distal 말절골
- Middle 중절골
- Proximal 기절골

Metacarpal 중수골, 손허리뼈

Carpal bones 수근골, 손목뼈
- Hamulus of hamate 갈고리뼈 갈고리
- Pisiform 콩알뼈, 두상골
- Hamate 유구골, 갈고리뼈
- Triquetrum 삼각골,세모뼈
- Lunate 월상골, 반달뼈

Distal 말절골
Proximal 기절골

Carpal bones 수근골, 손목뼈
- Trapezoid 소능형골, 작은마름뼈
- Trapezium 대능형골, 큰마름뼈
- Hamate 유구골, 알머리뼈
- Navicular 주상골, 손배뼈

Foot (발의 뼈)

배측면 Dorsal

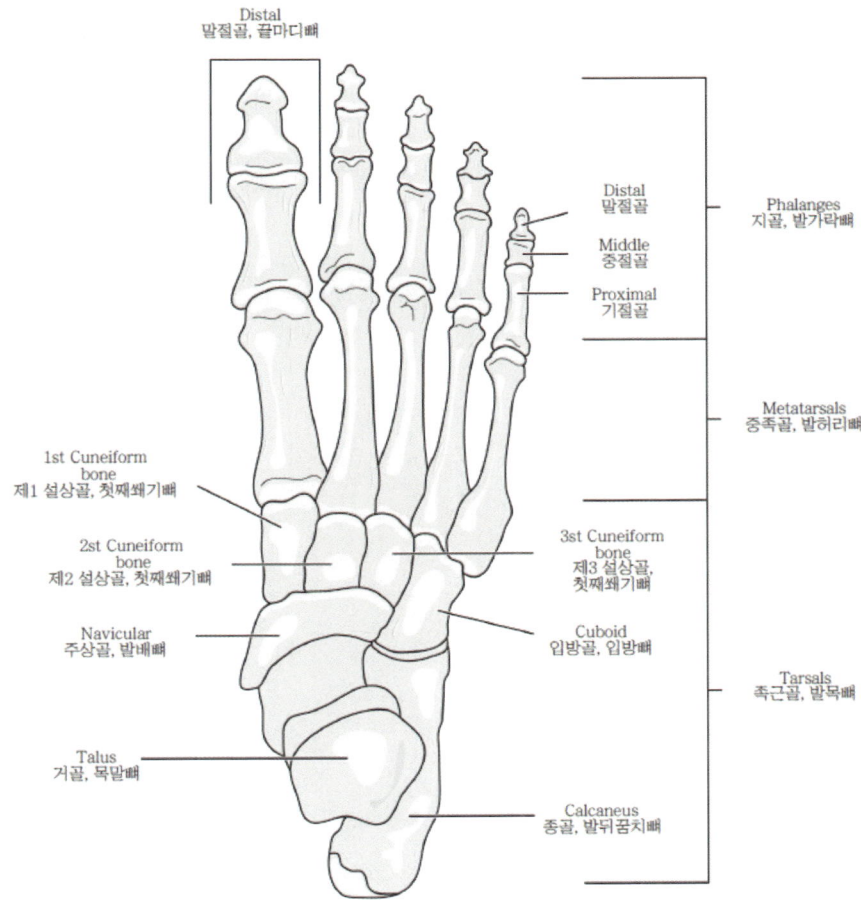

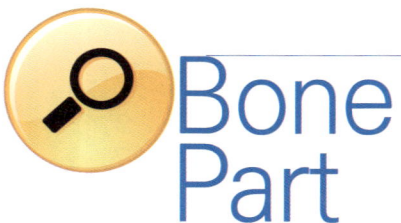

Bone Part

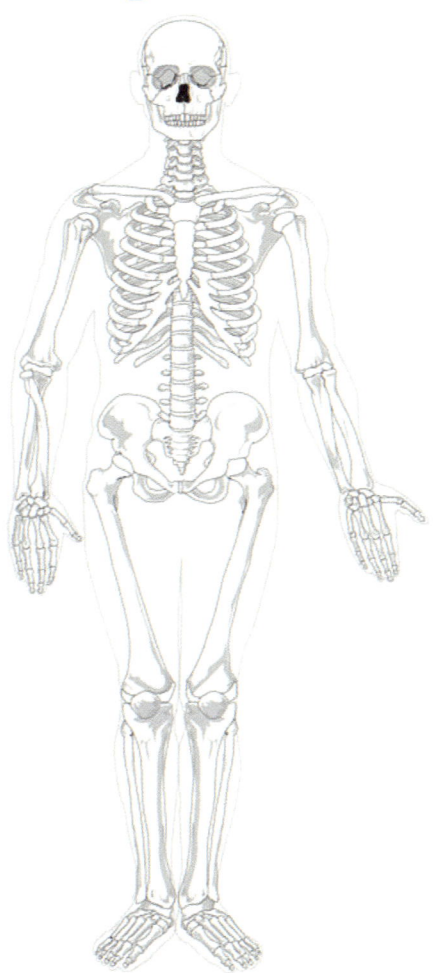

Skeletal system (골격기관)
Vertebral column (척주)
Skull (두개골)
Scapula (견갑골, 어깨뼈)
Clavicle (쇄골, 빗장뼈)
Sternum (흉골, 복장뼈)
Humerus (상완골, 위팔뼈)
Pelvis (골반)
Femur (대퇴골, 넙다리뼈)
Tibia Fibula (경골 정강뼈, 비골 종아리뼈)
Hand (손의 뼈)
Foot (발의 뼈)

Skeletal System (골격기관)

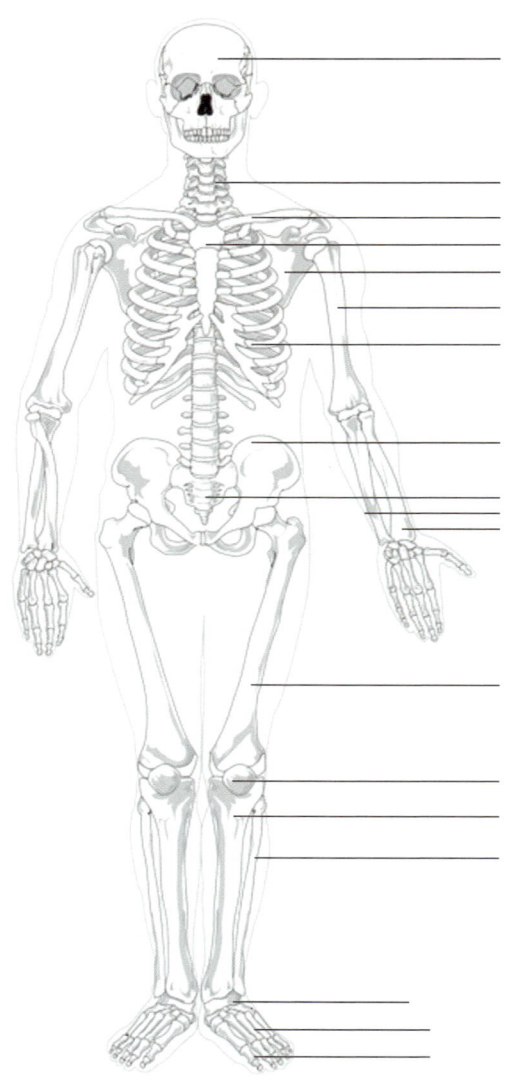

vertebral column(척주)

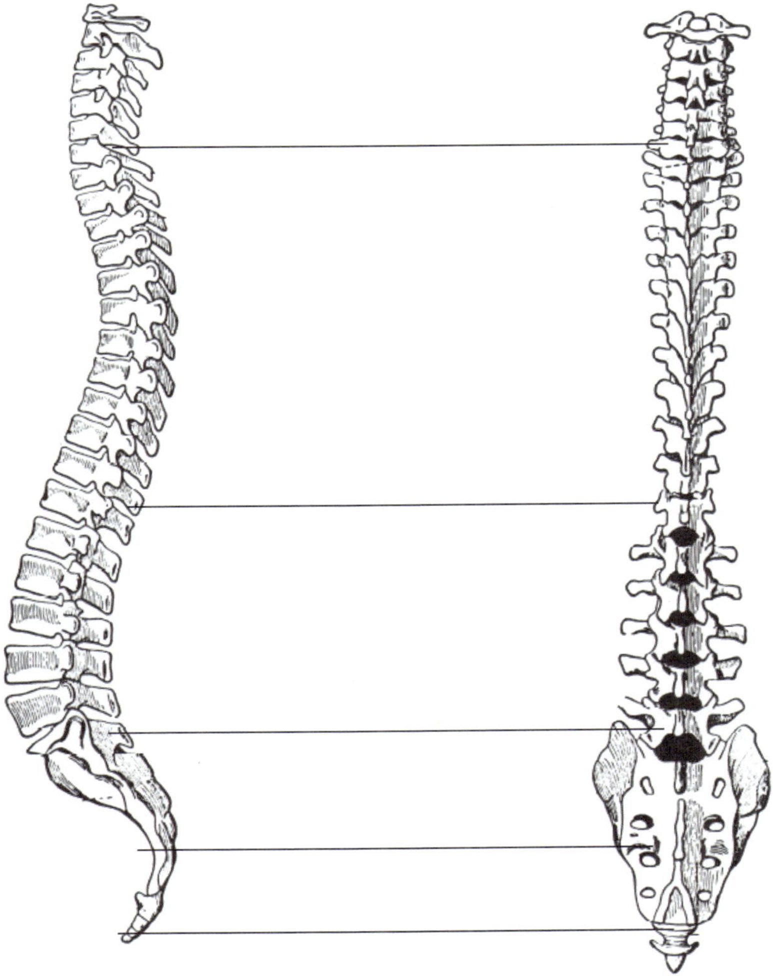

측면, Lateral

후면, Posterior

Skull (두개골)

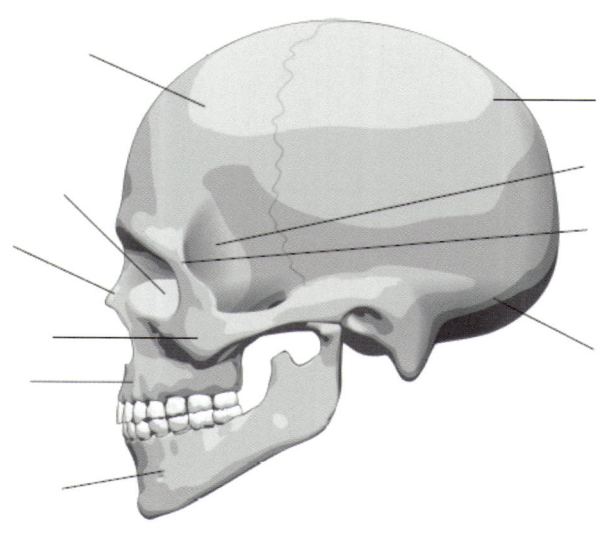

측면, Lateral

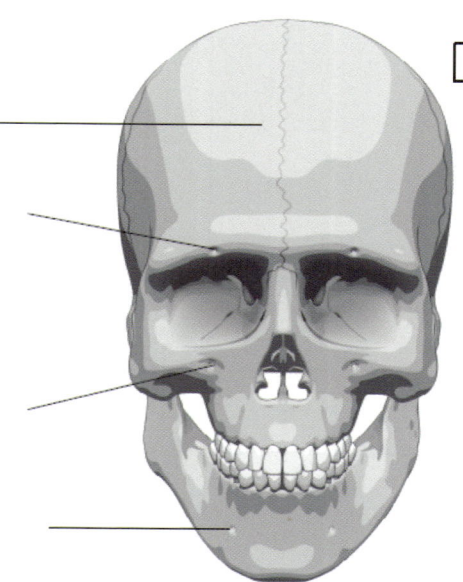

전면, Anterior

Scapula (견갑골, 어깨배뼈)

늑골면, Costal

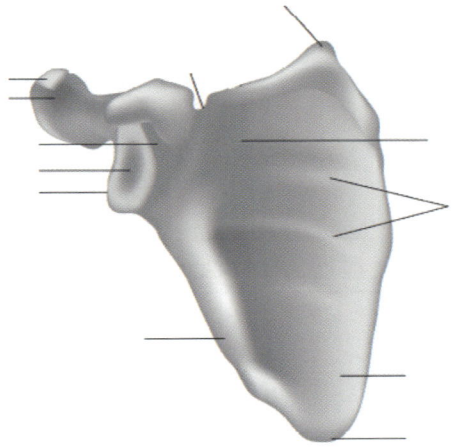

후면, Posterior

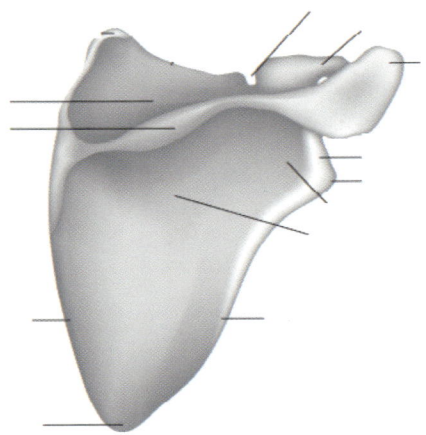

clavicle(쇄골, 빗장)

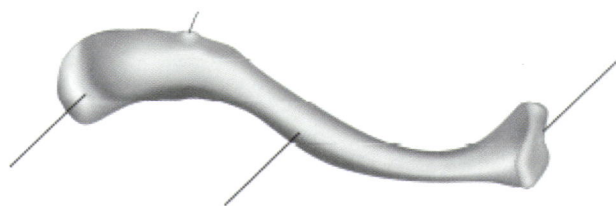

전면, Anterior

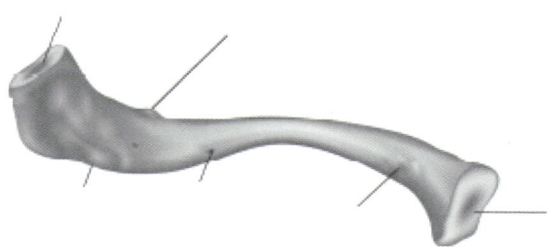

후면, Posterior

Sternum(흉골 복장뼈)

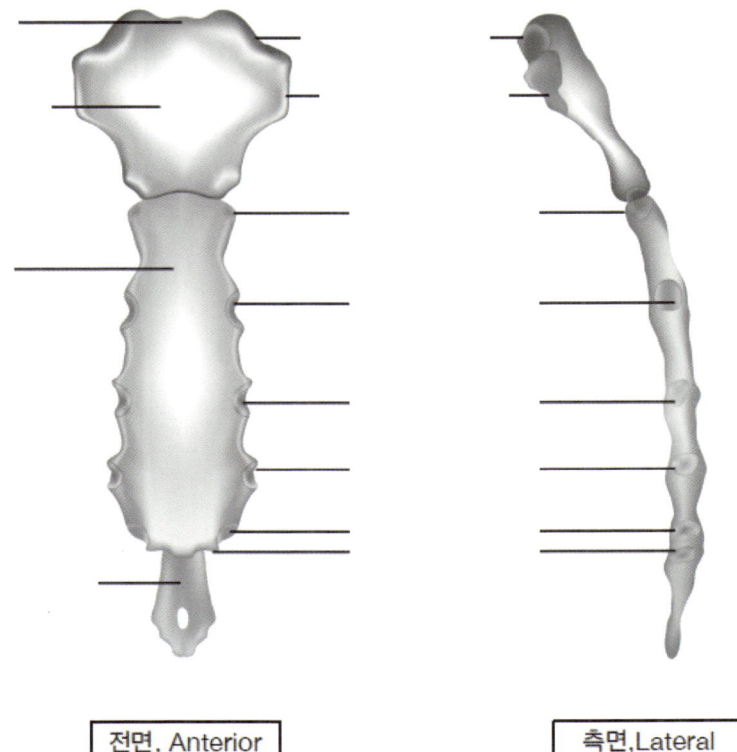

전면, Anterior

측면, Lateral

Humerus (상완골, 위팔뼈)

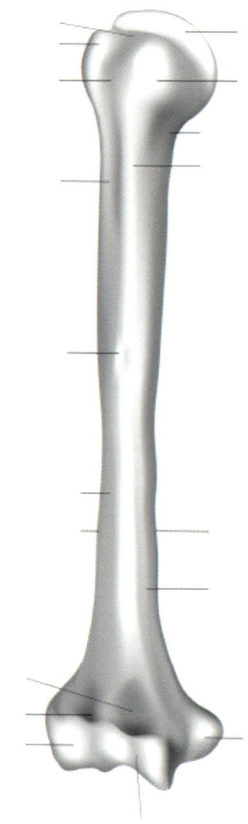

전면, Anterior

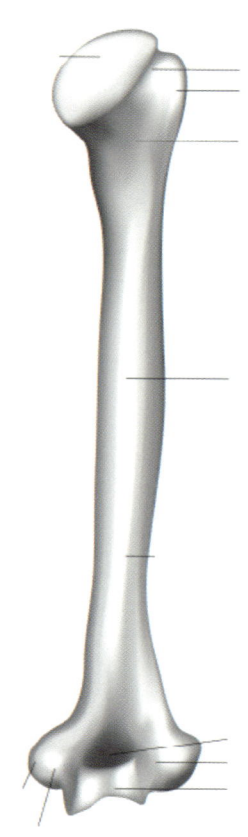

후면, Posterior

Pelvis (골반)

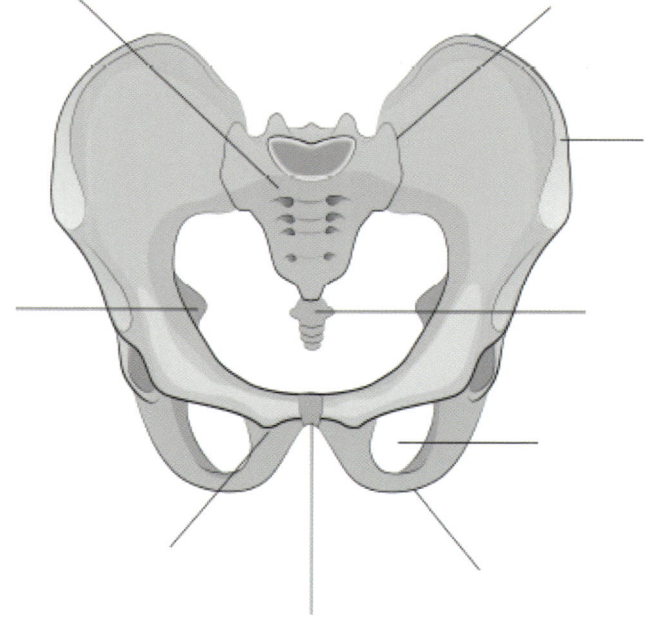

전면, Anterior

Femur (대퇴골, 넙다리뼈)

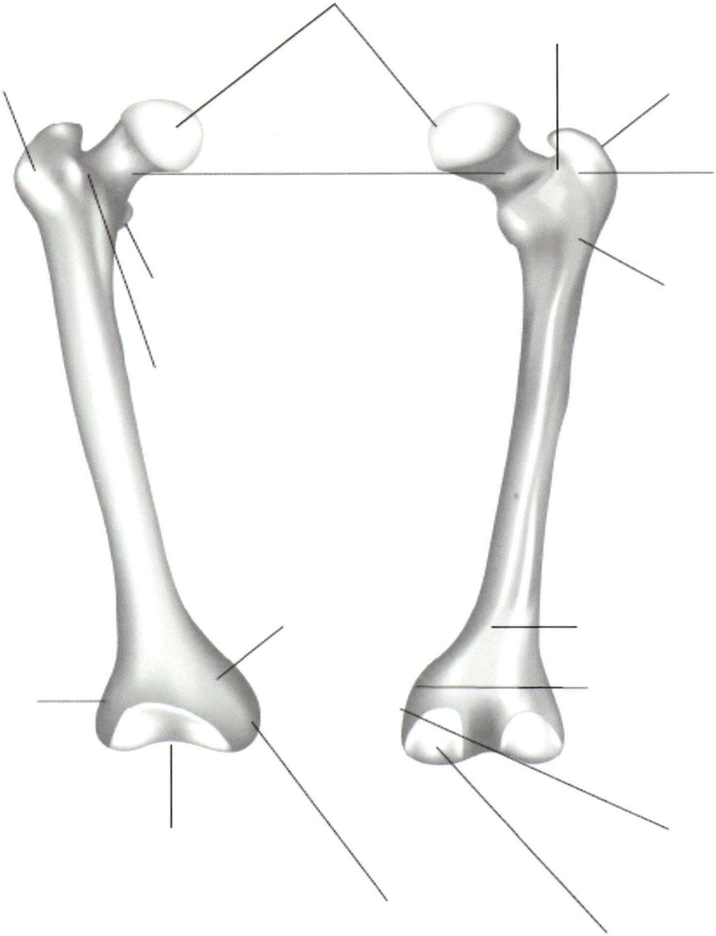

전면, Anterior

후면, Posterior

Tibia, Fibula (경골 정강뼈, 비골 종아리뼈)

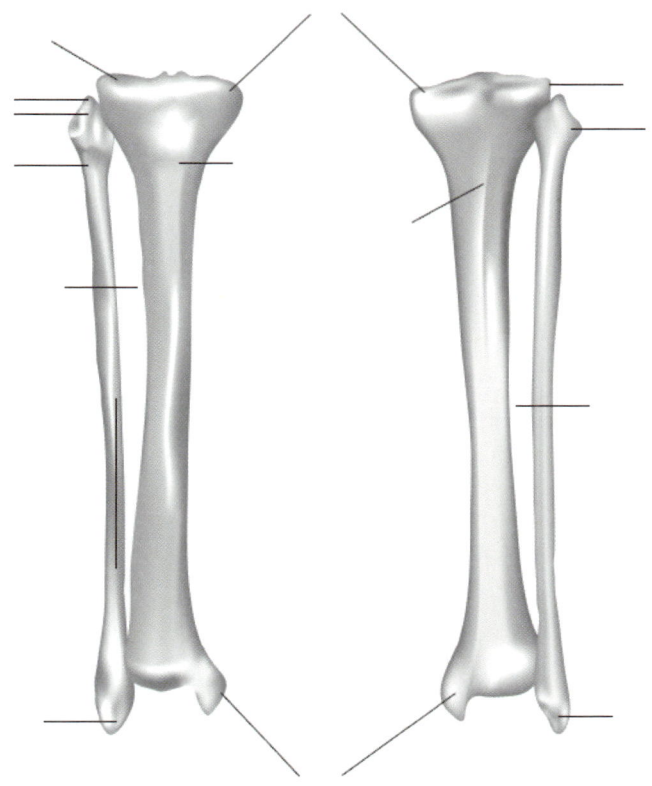

전면, Anterior　　　　　　후면, Posterior

Hand(손)

전면, Anterior

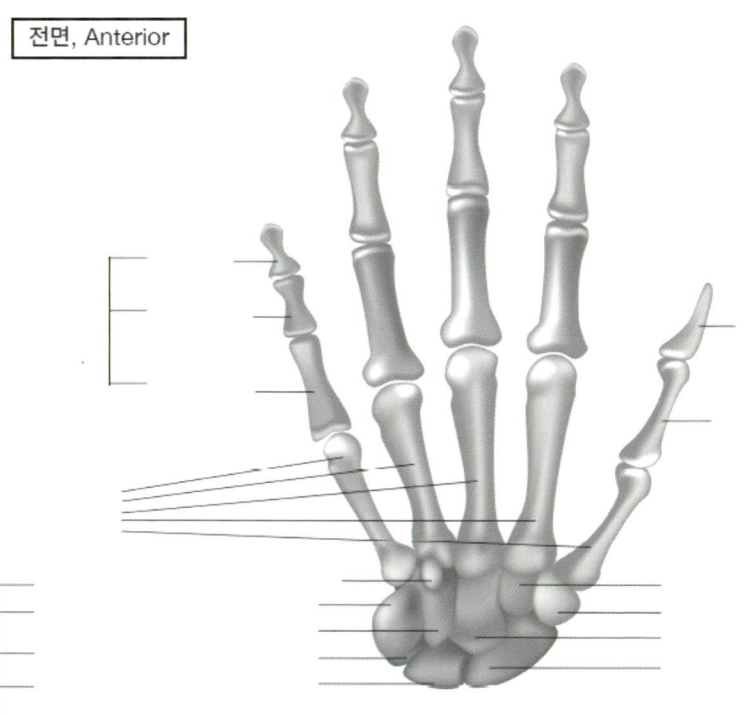

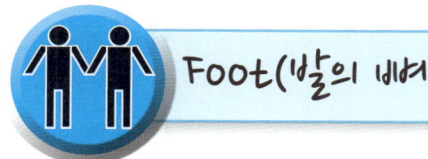

Foot (발의 뼈)

배측면 Dorsal

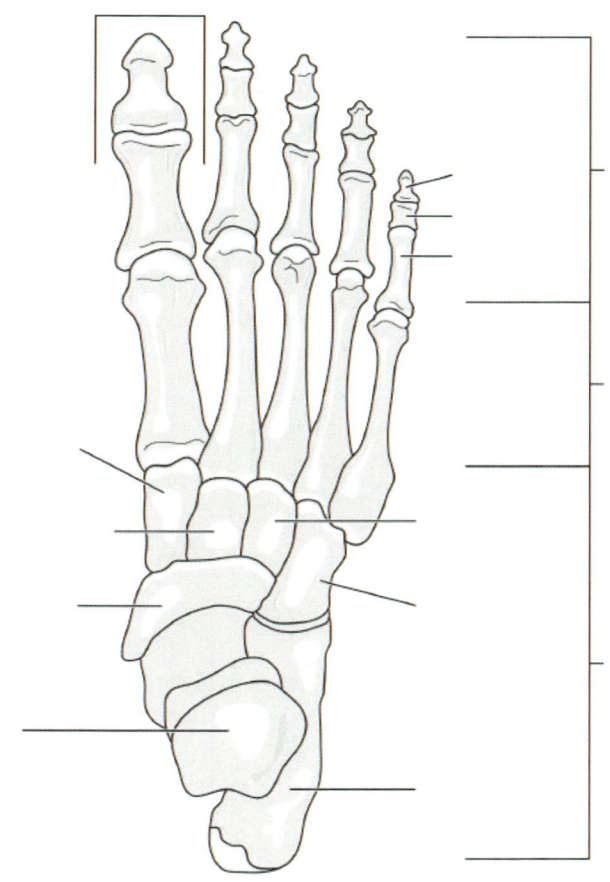

Muscle part Check

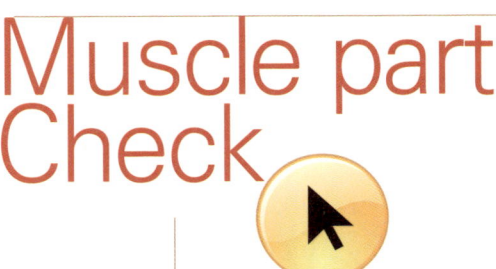

Shoulder
Supraspinatus (극상근, 가시위근)
Infraspinatus (극하근, 가시아래근)
Teres Minor (소원근, 작은원근)
Teres Major (대원근, 큰원근)
Subscapularis (견갑하근, 어깨밑근)
Deltoid (삼각근, 세모근)
Pectoralis Major (대흉근, 큰가슴근)
Coracobrachialis (오훼완근, 부리위팔근)
Biceps brachii (상완이두근, 위팔두갈래근)
Brachialis (상완근, 위팔근)
Triceps Brachii (상완삼두근, 위팔세갈래근)
Anconeus (주근, 팔꿈치근)
Latissimus dorsi (광배근, 넓은등근)
Trapezius (승모근, 등세모근)
Levator scapulae (견갑거근, 어깨올림근)
Rhomboid major, minor (대,소 능형근, 마름근)
Pectoralis Minor, Subclavius
(소흉근 작은가슴근, 쇄골하근 빗장밑근)
Serratus Anterior (전거근, 톱니바퀴근)

Neck
Sternocleidomastoid (흉쇄유돌근, 목빗근)
Scalene (사각근, 목갈비근)
Splenius Capitis & Cervicis
(두,경판상근, 머리,목 널판근)
Suboccipitals (후두하근, 뒤통수밑근육)

Trunk
Rectus Abdominis (복직근, 배곧은근)
External oblique (외복사근, 바깥배빗근)
Internal oblique (내복사근, 배속빗근)
Transverse abdominis (복횡근, 배가로근)
Diaphragm (횡격막, 가로막)
Erector spinae (척추기립근, 척추세움근)
Multifidus (다열근, 뭇갈래근)

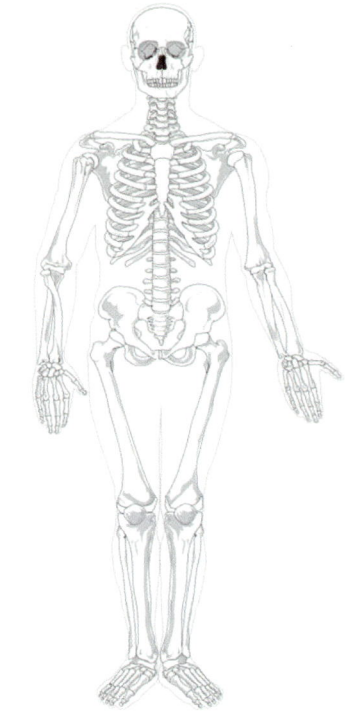

Hip
Iliopsoas (장요근, 엉덩허리근)
Quadratus lumborum (요방형근, 허리네모근)
Rectus femoris (대퇴직근, 넙다리곧은근)
Satorius (봉공근, 넙다리빗근)
Tensor fascia latae (대퇴근막장근, 넙다리근막긴장근)
Gluteus maximus (대둔근, 큰볼기근)
Gluteus medius (중둔근, 중간볼기근)
Gluteus Minimus (소둔근, 작은볼기근)
Biceps femoris (대퇴이두근, 넙다리두갈래근)
Semitendinosus (반건양근, 반힘줄모양근)
Semimembranosus (반막양근, 반막모양근)
Pectineus (치골근, 두덩근)
Adductor brevis (단내전, 짧은모음근)
Adductor longus (장내전근, 긴모음근)
Adductor magnus (대내전근, 큰모음근)
Gracilis (박근, 두덩정강근)
Hip external rotator (고관절외회전근, 엉덩관절벌림근)

Knee
Vastus medialis, Vastus lateralis
(내측광근 외측광근, 안쪽넓은근 가쪽넓은근)
Vastus intermedius (중간광근, 중간넓은근)
Popliteus (슬와근, 오금근)
Gastrocnemius (비복근, 장딴지근)
Soleus (넙치근, 가자미근)
Tibialis anterior (전경골근, 앞정강근)
Peroneus longus (장비골근, 긴종아리근)
Peroneus brevis (단비골근, 짧은종아리근)
Peroneus Tertius (제3비골근, 셋째종아리근)
Tibialis posterior (후경골근, 뒤정강근)
Flexor digitorum longus (장지굴근, 긴발가락굽힘근)
Flexor hallucis longus (장무지굴근, 긴엄지굽힘근)
Extensor hallucis longus (장무지신근, 긴엄지폄근)
Extensor digitorum longus (장지신근, 긴발가락폄근)

Shoulder

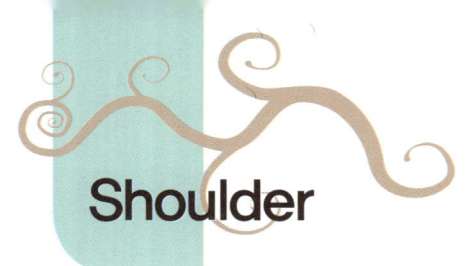

Supraspinatus (극상근, 가시위근)
Infraspinatus (극하근, 가시아래근)
Teres Minor (소원근, 작은원근)
Teres Major (대원근, 큰원근)
Subscapularis (견갑하근, 어깨밑근)
Deltoid (삼각근, 세모근)
Pectoralis Major (대흉근, 큰가슴근)
coracobrachialis (오훼완근, 부리위팔근)
Biceps brachii (상완이두근, 위팔두갈래근)
Brachialis (상완근, 위팔근)
Triceps Brachii (상완삼두근, 위팔세갈래근)
Anconeus (주근, 팔꿈치근)
Latissimus dorsi (광배근, 넓은등근)
Trapezius (승모근, 등세모근)
Levator scapulae (견갑거근, 어깨올림근)
Rhomboid major, minor (대, 소 능형근, 마름근)
Pectoralis Minor, Subclavius (소흉근 작은가슴근, 쇄골하근 빗장밑근)
Serratus Anterior (전거근, 톱니바퀴근)

Supraspinatus (극상근, 가시위근)

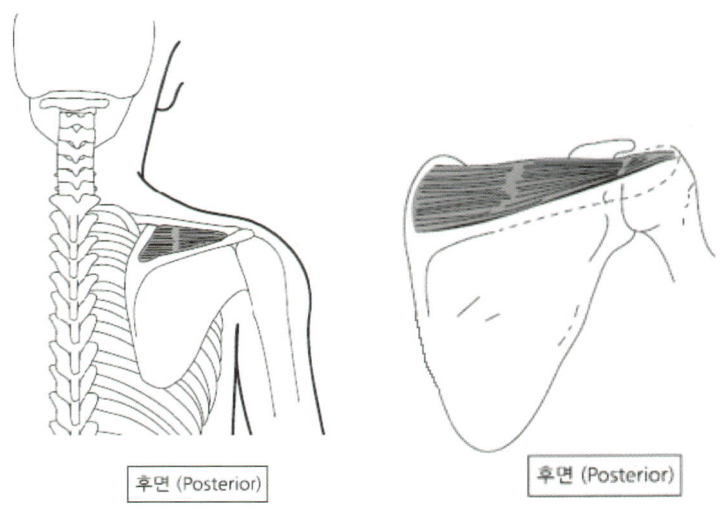

후면 (Posterior)   후면 (Posterior)

- origin   견갑골 극상와

- Insertion   상완골 대결절

- Function   견관절 외전, 외전시 상완골두 고정

- Note

Infraspinatus (극하근, 가시아래근)

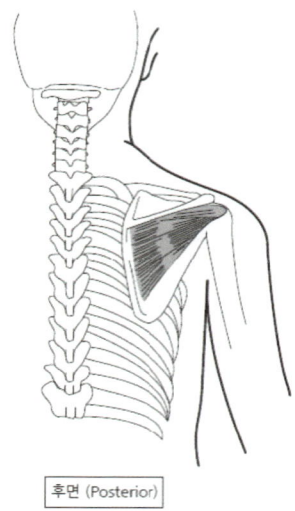

후면 (Posterior)

- origin   견갑골 극하와

- Insertion   상완골 대결절

- Function   상완골 외회전, 신전

- Note

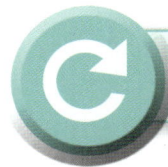
Teres Minor (소원근, 작은원근)

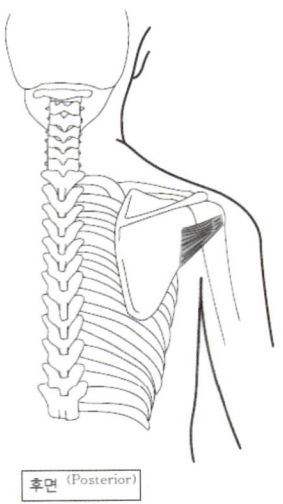

후면 (Posterior)

- origin   견갑골 액와연
- Insertion   상완골 대결절
- Function   상완골의 신전, 외회전

- Note

Teres Major (대원근, 큰원근)

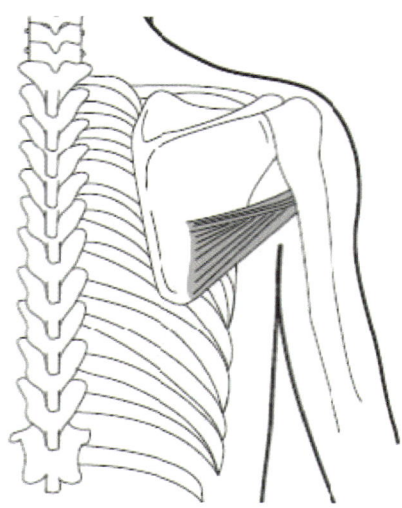

- origin   견갑골 하각

- Insertion   상완골 이두근구

- Function   상완골 신전, 내전, 내회전

- Note

# Subscapularis (견갑하근, 어깨밑근)

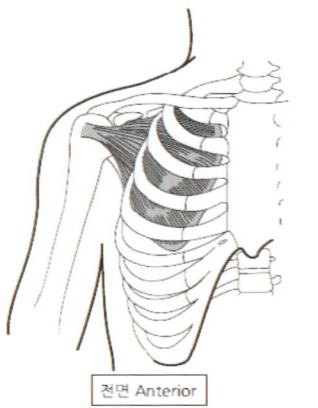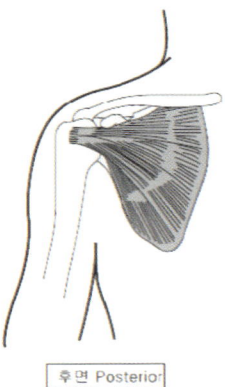

전면 Anterior　　후면 Posterior

- origin　　견갑골 견갑하와
- Insertion　　상완골 소결절
- Function　　상완골 내회전

- Note

Deltoid (삼각근, 세모근)

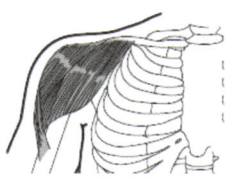
전면 Anterior
삼각근 전부 Anterior deltoid

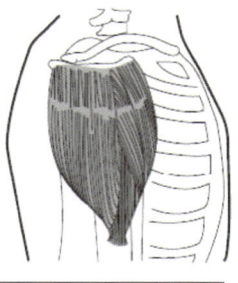
외측면 Lateral
삼각근 중부 Middle deltoid

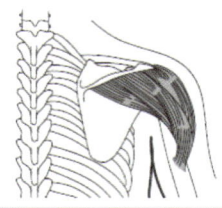
후면 Posterior
삼각근 후부 Posterior deltoid

- origin   전-쇄골외측, 측-견봉 외측, 후- 견갑극
- Insertion   상완골 삼각근 조면
- Function   전-상완골 굴곡, 내회전, 수평내전 측-외전중-상완골의 90도 외전

    후-상완골 신전, 외회전, 수평외전

- Note

Pectoralis Major(대흉근, 큰가슴근)

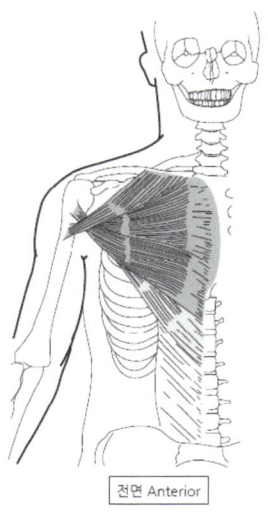

전면 Anterior

- origin   쇄골두-쇄골 내측1/2, 흉골두-흉골, 1~6늑연골
- Insertion   상완골 이두근구
- Function   상완골 내전, 내회전, 수평내전

    쇄골두-상완골 굴곡, 흉골두-상완골 굴곡 자세에서 신전

- Note

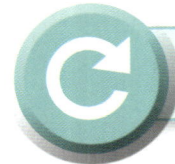

coracobrachialis(오훼완근, 부리위팔근)

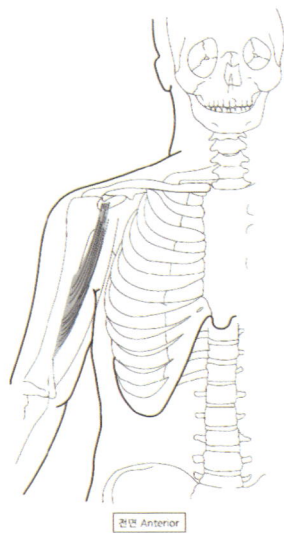

전면 Anterior

- origin   견갑골 오훼돌기
- Insertion   상완골 중앙 내측
- Function   상완골 굴곡, 내전

- Note

Biceps brachii (상완이두근, 위팔두갈래근)

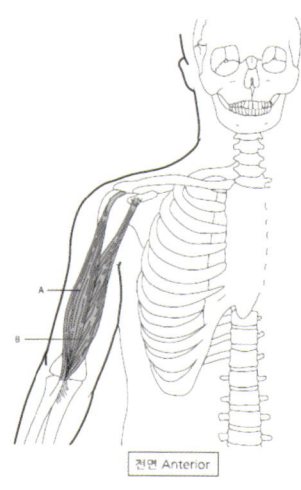
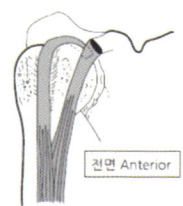

- origin   장두-견갑골의 상완와 관절상결절   단두-견갑골 오훼돌기
- Insertion   요골 조면
- Function   장두-주관절굴곡, 전완회외,

    단두-상완골굴곡

- Note

Brachialis (상완근, 위팔근)

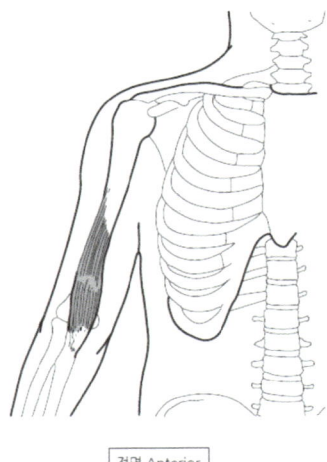

전면 Anterior

- origin   상완골의 전면 하부 1/2
- Insertion   척골조면
- Function   주관절 굴곡

- Note

Triceps Brachii (상완삼두근, 위팔세갈래근)

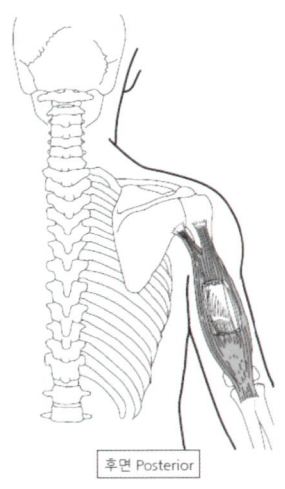

후면 Posterior

- origin   장두-견갑골의 관절하 결절

            외, 내측두 : 상완골

            후면의 나선구 상, 하부

- Insertion   척골의 주두돌기
- Function   주관절 신전, 장두-상완골의 신전

- Note

Anconeus(주근, 팔꿈치근)

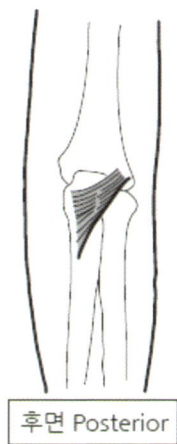

후면 Posterior

- origin   상완골 외측상과
- Insertion   척골의 주두돌기
- Function   주관절 신전

- Note

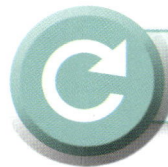

Latissimus dorsi (광배근, 넓은등근)

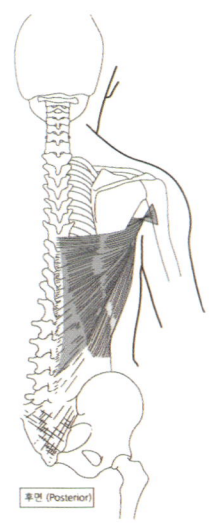

후면 (Posterior)

- origin   흉요근막, 견갑골 하각, 하부 제 3,4 늑골
- Insertion   상완골 이두근구
- Function   견관절 신전, 상완골의 내전, 내회전

- Note

Trapezius (승모근, 등세모근)

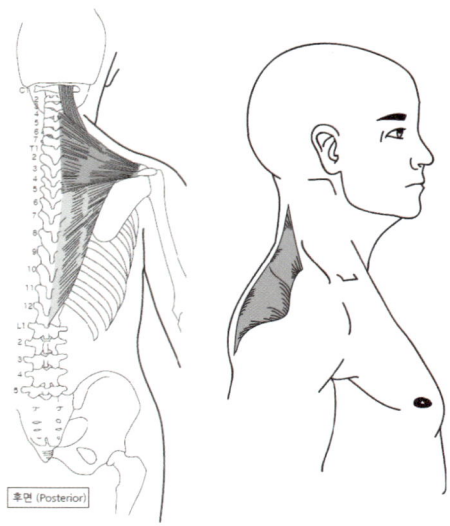

- origin   후두골, 항인대, 경추 7번, 흉추 극돌기
- Insertion   상부: 쇄골외측, 견봉

    중부 : 견갑극 하부 : 견갑극근
- Function   상부-견갑골 거상 중부-견갑골 내전

    하부-견갑골 하강 전체-견갑골 상방회전

- Note

Levator scapulae (견갑거근, 어깨올림근)

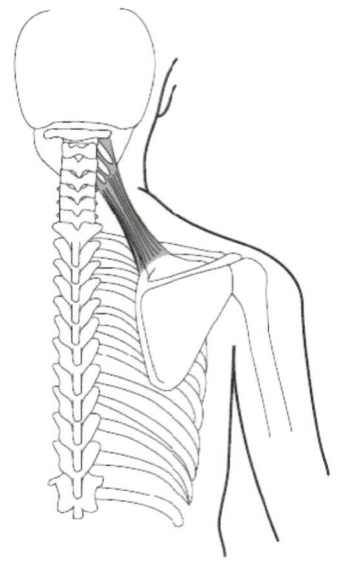

- origin   경추 1-4번 횡돌기
- Insertion   견갑골 상각에서 극근까지 척추연
- Function   견갑골 거상, 하방회전

            경추신전, 외측굴곡, 동측회전

- Note

Rhomboid major, minor (대, 소 능형근, 마름근)

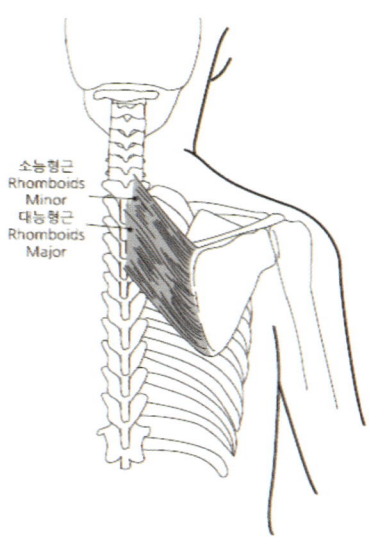

- origin 소능형근-경추 7번 흉추 1번 극돌기

  대능형근-2-5흉추 극돌기

- Insertion 견갑극근

  대능형근-견갑극근에서 하각까지 견갑 척추연

- Function 견갑골 후인, 하방회전

- Note

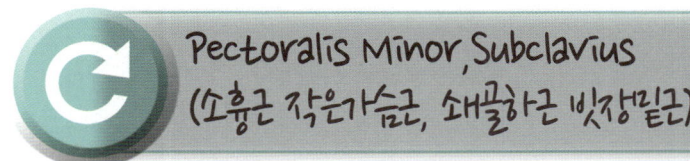

Pectoralis Minor, Subclavius
(소흉근 작은가슴근, 쇄골하근 빗장밑근)

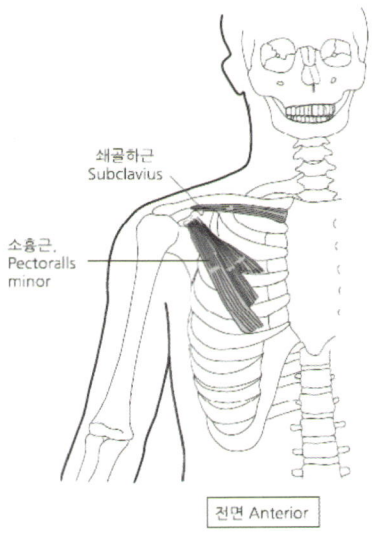

- origin   소흉근 : 늑골 3,4,5번 전면

    쇄골하근 : 늑골 1번

- Insertion   소흉근 : 견갑골 오훼돌기

    쇄골하근 : 쇄골체하부

- Function   소흉근-견갑골 전인, 하강, 하방회전

    쇄골하근-쇄골 고정

- Note

Serratus Anterior (전거근, 톱니바퀴근)

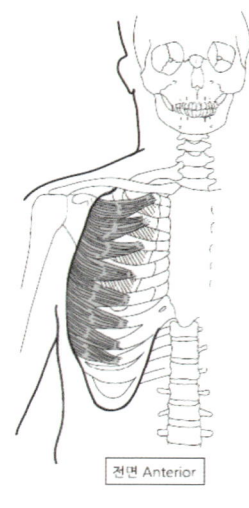
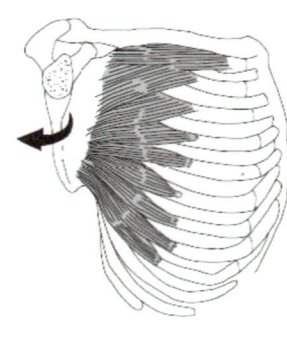

- origin   늑골1-8번 바깥쪽
- Insertion   견갑골 척추연
- Function   견갑골 전인, 상방회전, 흉벽에 견갑고정

- Note

Neck

Sternocleidomastoid (흉쇄유돌근, 목빗근)

Scalene (사각근, 목갈비근)

Splenius capitis & cervicis (두, 경판상근, 머리, 목 널판근)

Suboccipitals (후두하근, 뒤통수밑근육)

Sternocleidomastoid (흉쇄유돌근, 목빗근)

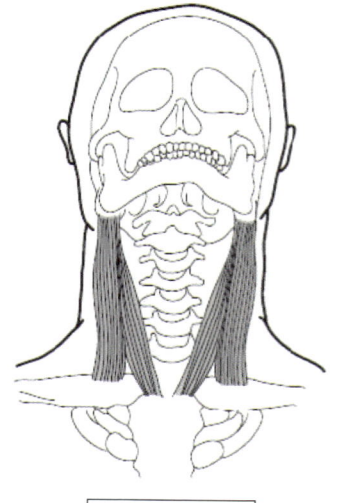
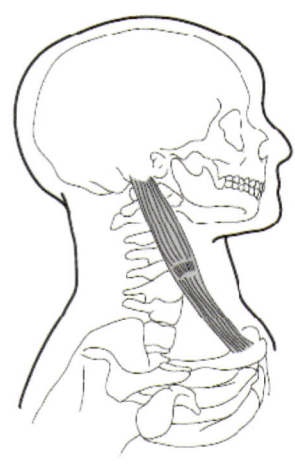

전면 Anterior 측면 Lateral

- origin   흉골병, 쇄골내측
- Insertion   유양돌기
- Function   양측 작용-목의 굴곡

     편측 작용-외측굴곡, 반대방향으로 회전

- Note

Scalene (사각근, 목갈비근)

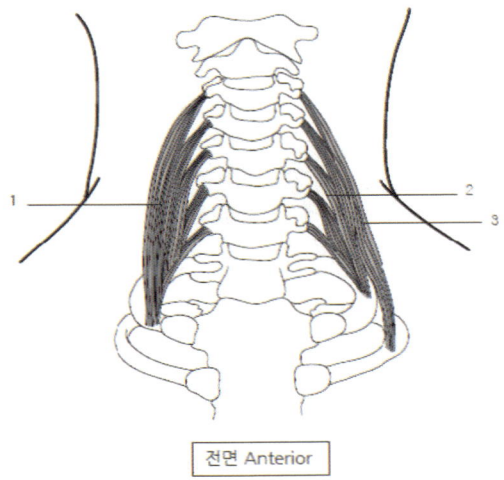

전면 Anterior

- origin   경추횡돌기

- Insertion 전,중 사각근-늑골1번 전내측

    후 사각근-늑골2번 뒤쪽

- Function 양측 작용-호흡시 1,2번 늑골 올리기, 경추굴곡보조

    편측 작용-동측 외측굴곡 보조

- Note

Splenius capitis & cervicis
(두,경판상근, 머리,목 널판근)

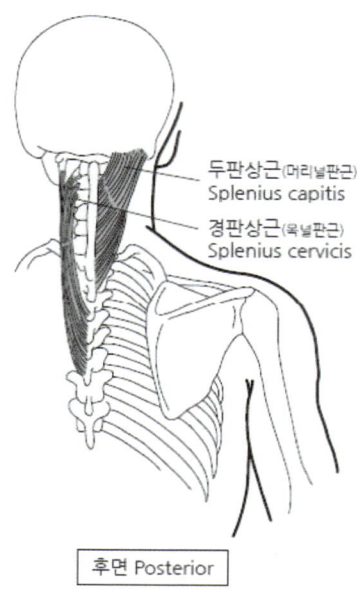

후면 Posterior

- origin 두판상근-항인대, 경추7번, 흉추1-3번

  경판상근-흉추3-6번

- Insertion 두판상근-후두골, 유양돌기

  경판상근-경추1-3번 횡돌기

- Function 양측 작용-목의 신전

  편측 작용-동측 회전

- Note

# Suboccipitals (후두하근, 뒤통수밑근육)

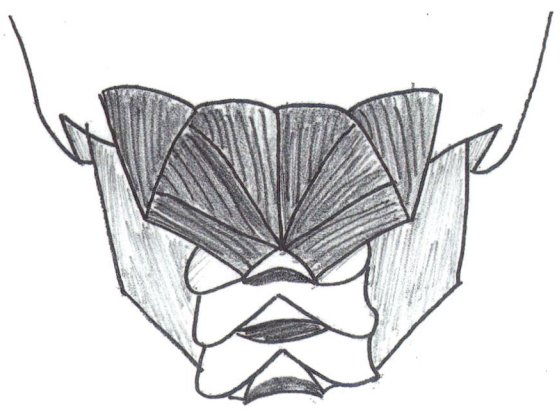

- origin   경추 1번 횡돌기, 경추 2번 극돌기
- Insertion   후두골, 경추 1번 횡돌기
- Function   양측 작용-머리 신전

    편측작용-동측 머리 회전

- Note

Trunk

Rectus Abdominis (복직근, 배곧은근)

External oblique (외복사근, 바깥배빗근)

Internal oblique (내복사근, 배속빗근)

Transverse abdominis (복횡근, 배가로근)

Diaphragm (횡격막, 가로막)

Erector spinae (척추기립근, 척추세움근)

Multifidus (다열근, 뭇갈래근)

Rectus Abdominis (복직근, 배곧은근)

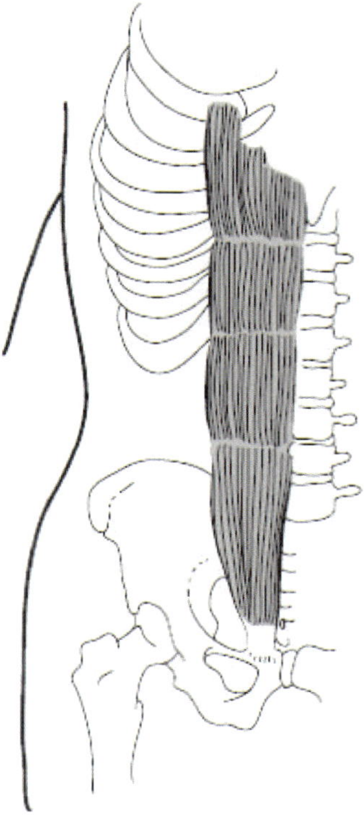

- origin   늑연골 5-7번

- Insertion   치골

- Function   체간굴곡, 복압상승

- Note

External oblique(외복사근, 바깥배빗근)

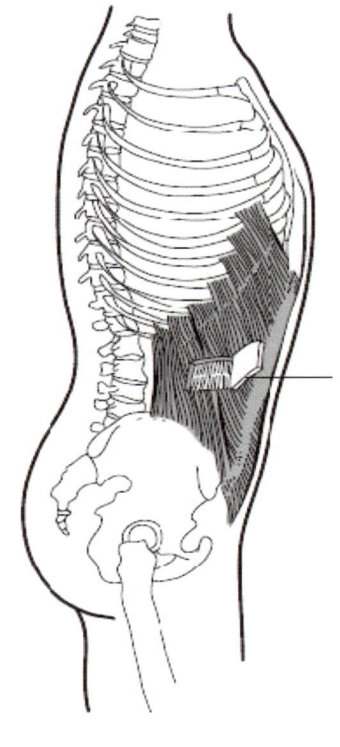

● origin   늑골6-12번

● Insertion   장골능, 복건막

● Function

양측 작용-체간굴곡, 복압상승

편측 작용-반대방향 체간 회전

● Note

Internal oblique (내복사근, 배속빗근)

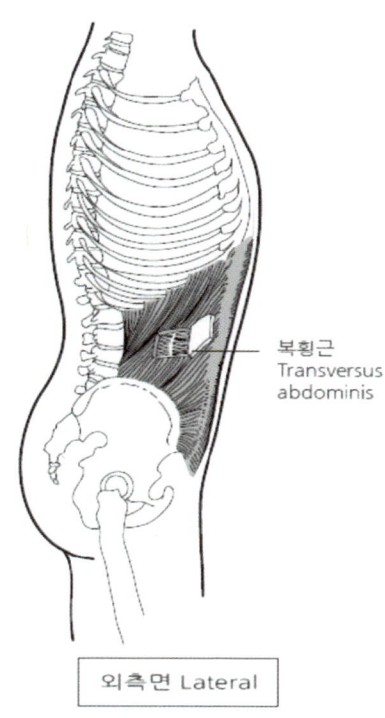

외측면 Lateral

- origin 서혜인대, 장골능 저부

- Insertion

늑골 9-12번의 늑연골, 복건막

- Function

양측 작용-체간굴곡, 복압상승

편측 작용-외측굴곡, 동측 체간 회전

- Note

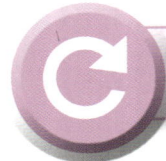

Transverse abdominis (복횡근, 배가로근)

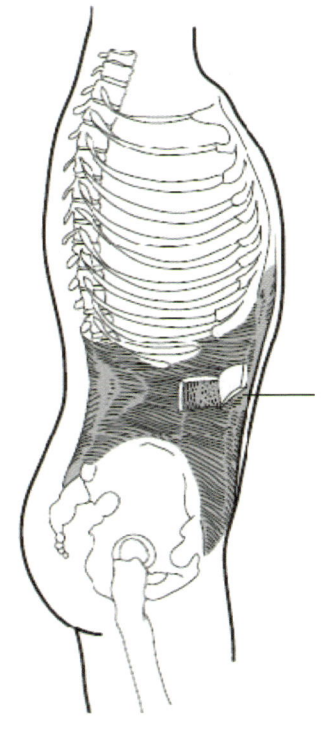

● origin

　서혜인대, 장골능, 흉요근막, 늑곽

● Insertion　복건막, 백선

● Function　복압상승

● Note

Diaphragm (횡격막, 가로막)

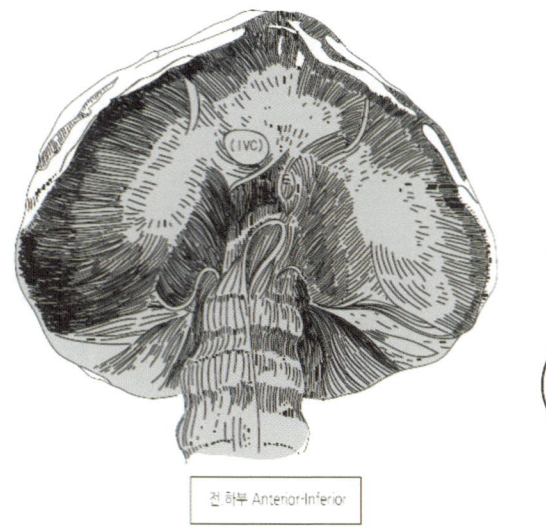

전 하부 Anterior-Inferior   외측 Lateral

- origin   요추1-3번, 늑연골7-12번, 흉골의 검상돌기
- Insertion   횡격막의 검상돌기
- Function   흡기, 복압상승

- Note

Erector spinae (척추기립근, 척추세움근)

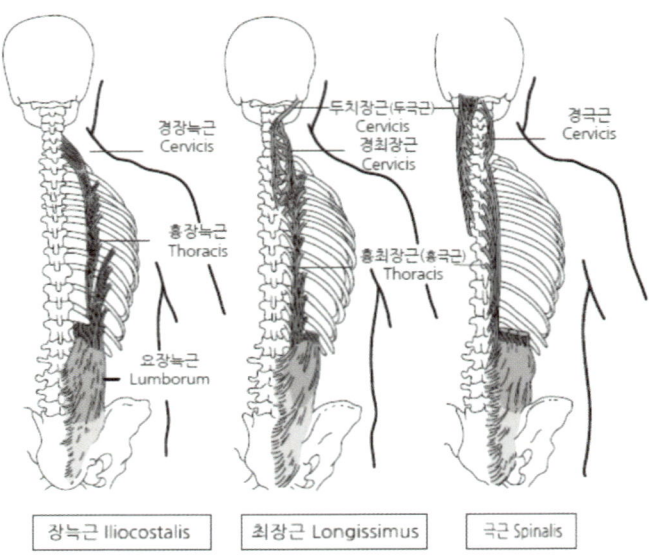

- **origin**   장늑근-흉요부건막, 늑골후부 / 최장근-흉요부건막, 흉요추 횡돌기

  극근-항인대, 경흉추 극돌기

- **Insertion**   장늑근-늑골후부, 경추횡돌기 / 최장근-경흉추 횡돌기, 유양돌기

  극근-경흉추 극돌기, 후두골

- **Function**   양측 작용-척추의 신전

  편측 작용-척추의 외측굴곡

- **Note**

Multifidus(다열근, 뭇갈래근)

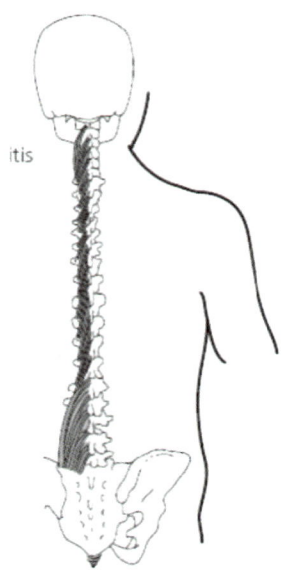

- origin   천골, 장골극의 후면상부, 모든 척추의 횡돌기
- Insertion   모든 척추의 극돌기
- Function   양측 작용-척추의 신전

    편측 작용-반대측으로 회전

- Note

Hip

Iliopsoas (장요근, 엉덩허리근)

Quadratus lumborum (요방형근, 허리네모근)

Rectus femoris (대퇴직근, 넙다리곧은근)

Sartorius (봉공근, 넙다리빗근)

Tensor fascia latae (대퇴근막장근, 넙다리근막긴장근)

Gluteus maximus (대둔근, 큰볼기근)

Gluteus medius (중둔근, 중간볼기근)

Gluteus Minimus (소둔근, 작은볼기근)

Biceps femoris (대퇴이두근, 넙다리두갈래근)

Semitendinosus (반건양근, 반힘줄모양근)

Semimembranosus (반막양근, 반막모양근)

Pectineus (치골근, 두덩근)

Adductor brevis (단내전근, 짧은모음근)

Adductor longus (장내전근, 긴모음근)

Adductor magnus (대내전근, 큰모음근)

Gracilis (박근, 두덩정강근)

Hip external rotator (고관절외회전근, 엉덩관절벌림근)

Iliopsoas (장요근, 엉덩허리근)

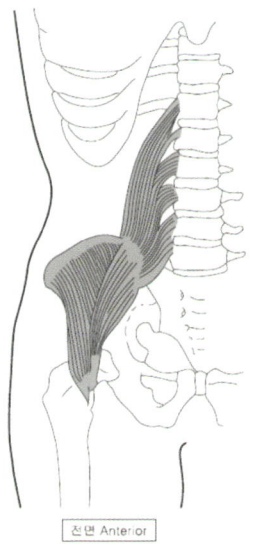

- origin 대요근 : 요추

  장골근 : 장골내면

- Insertion 대퇴골의 소전자
- Function 대요근-고관절의 굴곡, 하지 고정시 척추의 굴곡

  장골근-고관절 굴곡, 외전, 외회전
- Note

Quadratus lumborum (요방형근, 허리네모근)

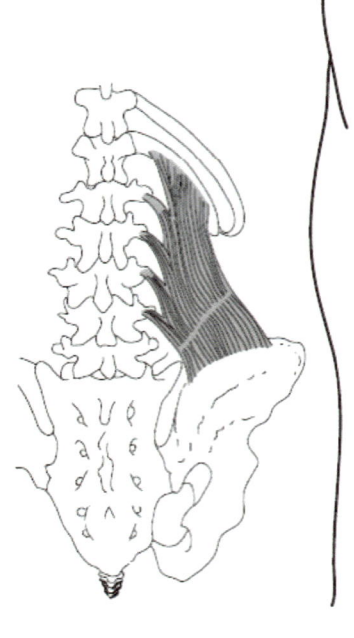

● origin   장골능 후면

● Insertion   늑골 12번, 요추의 횡돌기

● Function   체간외측굴곡, 골반거상

                 골반과 허리의 안정화

● Note

Rectus femoris (대퇴직근, 넙다리곧은근)

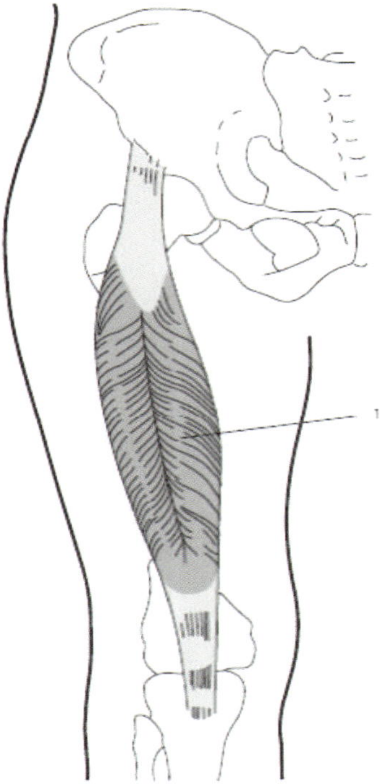

● origin   하전장골극, 관골구 상연

● Insertion

슬개골, 슬개인대를 넘어 경골조면

● Function   슬관절 신전, 고관절 굴곡

전면 Anterior

● Note

Sartorius (봉공근, 넙다리빗근)

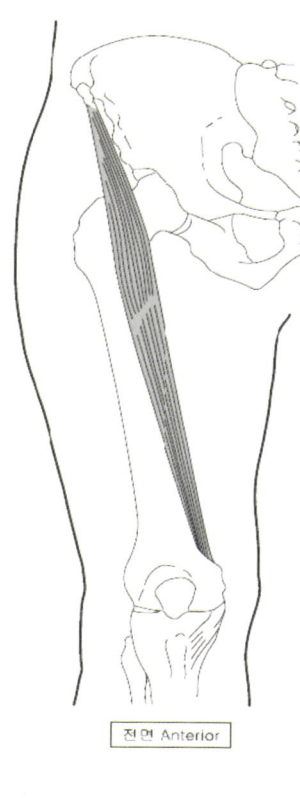

전면 Anterior

- origin   전상장골극

- Insertion   경골 내측상부

- Function

  고관절 굴곡, 외전, 외회전 보조

  슬관절 굴곡, 내회전 보조

- Note

Tensor fascia latae (대퇴근막장근, 넙다리근막긴장근)

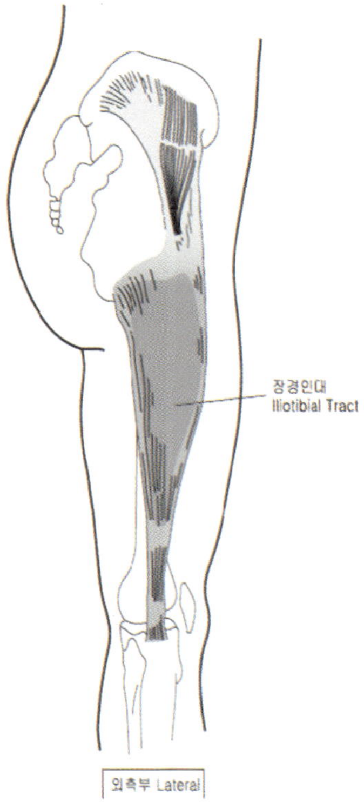

- origin   장골능 외순의 전반부

- Insertion   장경인대

- Function

  고관절 외전 보조, 내회전, 슬관절 신전

- Note

Gluteus maximus (대둔근, 큰볼기근)

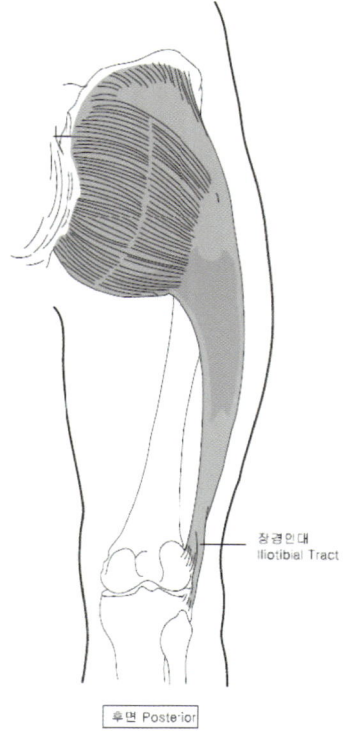

- origin   천골후면, 장골, 장골 상둔선

- Insertion   둔근조면, 장경인대

- Function

  고관절 신전, 고관절 신전에서 외회전

- Note

Gluteus medius (중둔근, 중간볼기근)

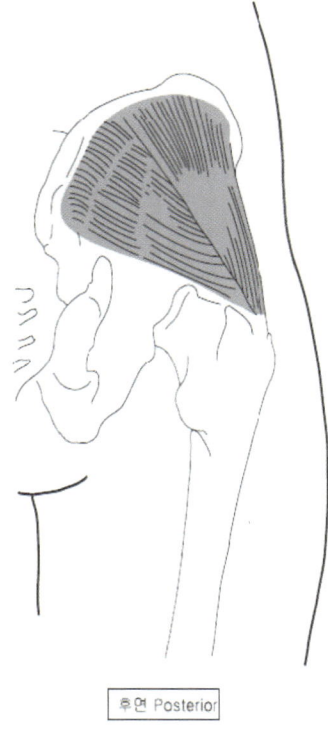

후연 Posterior

● origin

장골능, 장골의 상둔선과 중둔선 사이

● Insertion

대퇴골의 대전자

● Function

후방섬유 : 외회전, 외전, 신전 / 전방섬유 : 내회전, 외전, 굴곡(TFL화)

● Note

Gluteus Minimus (소둔근, 작은볼기근)

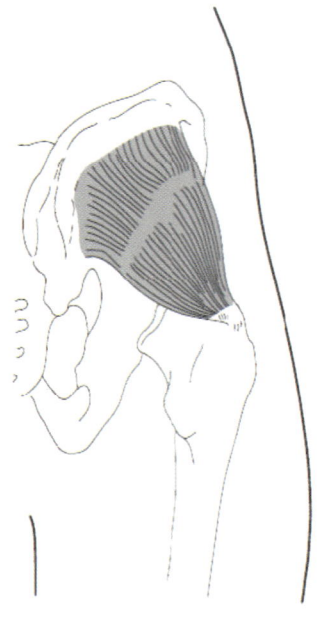

후면 Posterior

● origin

장골후부 중둔선과 하둔선 사이

● Insertion

대퇴골 대전자 전면

● Function

고관절 외전, 내회전

● Note

Biceps femoris (대퇴이두근, 넙다리두갈래근)

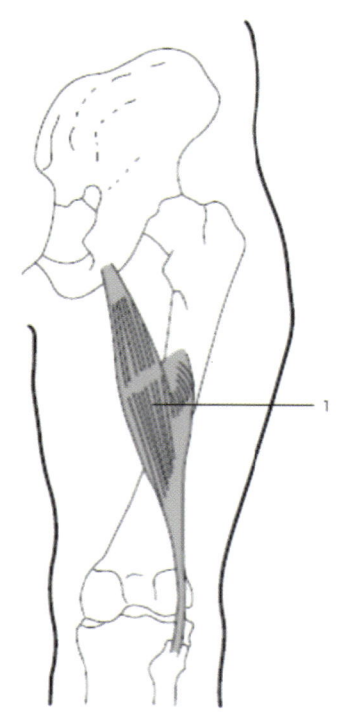

● origin

장두-좌골결절 / 단두-대퇴골조선

● Insertion   비골두

● Function

장두-고관절신전 / 단두-슬관절굴곡

● Note

Semitendinosus (반건양근, 반힘줄모양근)

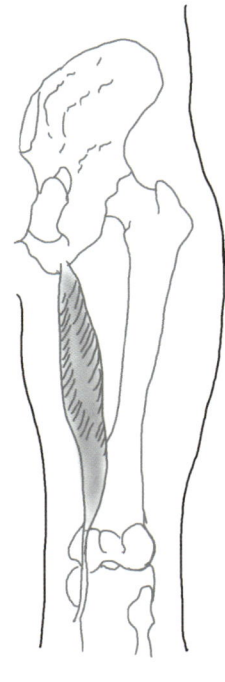

● origin   좌골결절

● Insertion   경골의 전내측면

● Function

고관절 신전, 슬관절 굴곡

슬관절 굴곡상태에서 내회전

● Note

Semimembranosus (반막양근, 반막모양근)

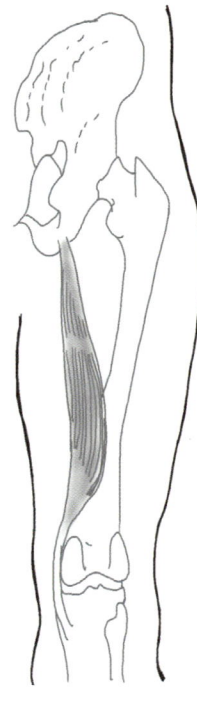

● origin   좌골결절

● Insertion   경골과의 후내측면

● Function

고관절 신전, 슬관절 굴곡

슬관절 굴곡상태에서 내회전

● Note

Pectineus (치골근, 두덩근)

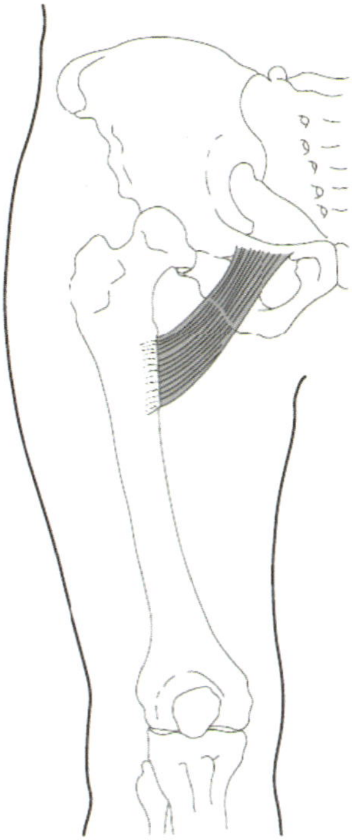

● origin   치골 전면

● Insertion

대퇴골의 치골선

● Function

고관절 굴곡, 내회전과 내전 보조

전면 Anterior

● Note

Adductor brevis (단내전근, 짧은모음근)

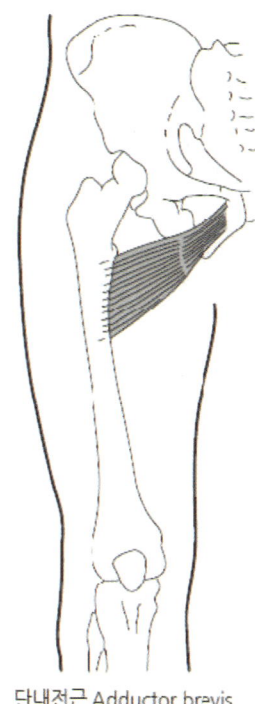

단내전근 Adductor brevis

- origin   치골 전면

- Insertion   대퇴골의 후면조선

- Function   고관절 내전, 굴곡

- Note

Adductor longus (장내전근, 긴모음근)

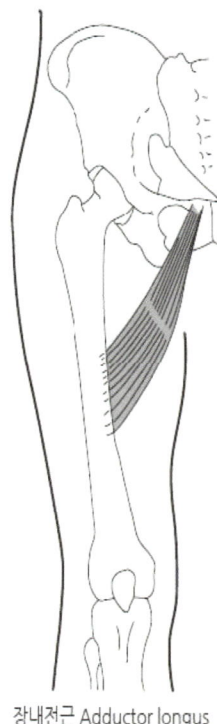

장내전근 Adductor longus

- origin　치골 전면

- Insertion　대퇴골의 후면조선

- Function　고관절 내전, 굴곡과 내회전

- Note

Adductor magnus (대내전근, 큰모음근)

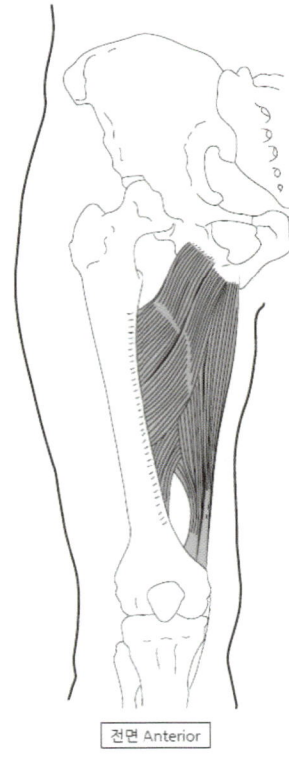

전면 Anterior

- origin   전부섬유-치골지

  후부섬유-좌골조면

- Insertion   대퇴골 후면 조선

  대퇴골 내측 내전근결절

- Function   고관절 내전

  전부섬유-고관절 굴곡 보조

  후부섬유- 고관절 신전 보조

- Note

Gracilis (박근, 두덩정강근)

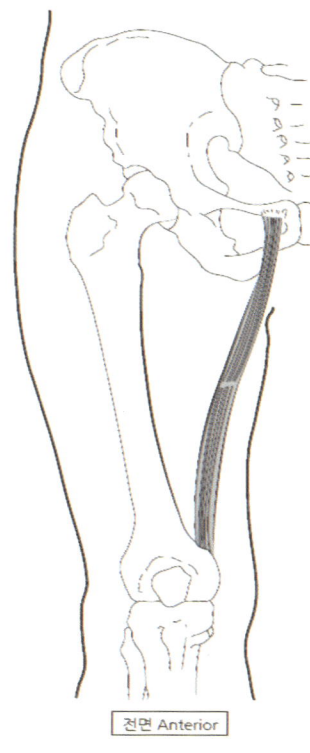

전면 Anterior

- origin   치골지

- Insertion   경골내측상부

- Function

  고관절 내전, 슬관절 굴곡 보조

  슬관절 굴곡상태에서 경골 내회전 보조

- Note

Hip external rotator
(고관절외회전근, 엉덩관절벌림근)

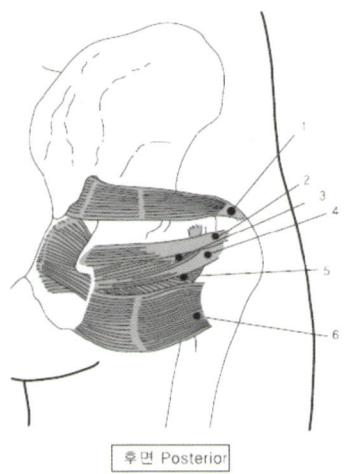
후면 Posterior

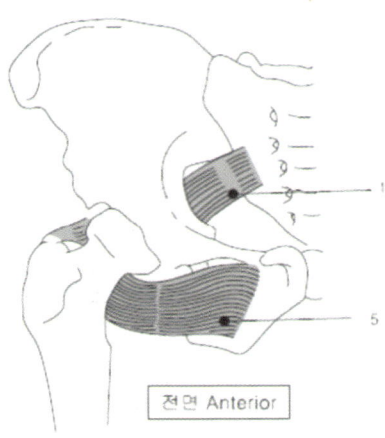
전면 Anterior

- origin   천골전면, 좌골, 폐쇄공
- Insertion   대퇴골 대전자
- Function   고관절 외회전

- Note

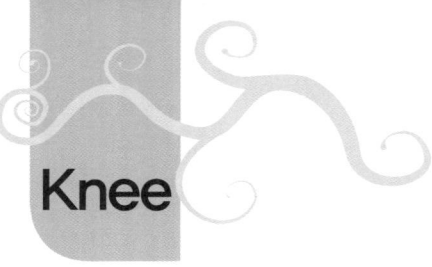

Knee

vastus medialis, vastus lateralis
(내측광근 외측광근, 안쪽넓은근 가쪽넓은근)

vastus intermedius (중간광근, 중간넓은근)

Popliteus (슬와근, 오금근)

Gastrocnemius (비복근, 장딴지근)

Soleus (넙치근, 가자미근)

Tibialis anterior (전경골근, 앞정강근)

Peroneus longus (장비골근, 긴종아리근)

Peroneus brevis (단비골근, 짧은종아리근)

Peroneus Tertius (제3비골근, 셋째종아리근)

Tibialis posterior (후경골근, 뒤정강근)

Flexor digitorum longus (장지굴근, 긴발가락굽힘근)

Flexor hallucis longus (장무지굴근, 긴엄지굽힘근)

Extensor hallucis longus (장무지신근, 긴엄지폄근)

Extensor digitorum longus (장지신근, 긴발가락폄근)

vastus medialis, vastus lateralis
(내측광근 외측광근, 안쪽넓은근 가쪽넓은근)

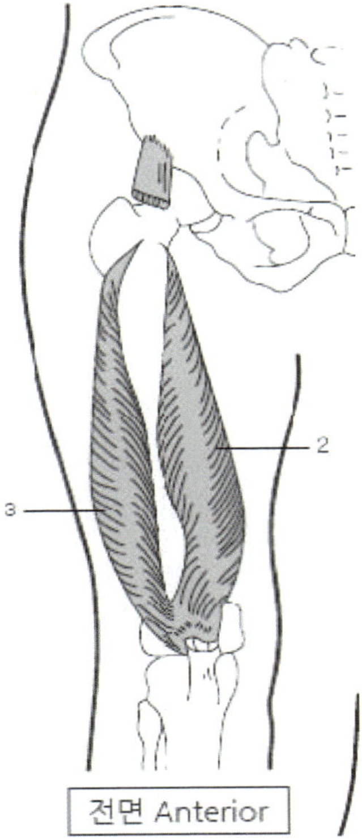

● origin   대퇴골 후면조선

● Insertion   슬개골, 경골조면

● Function   슬관절 신전

전면 Anterior

● Note

vastus intermedius (중간광근, 중간넓은근)

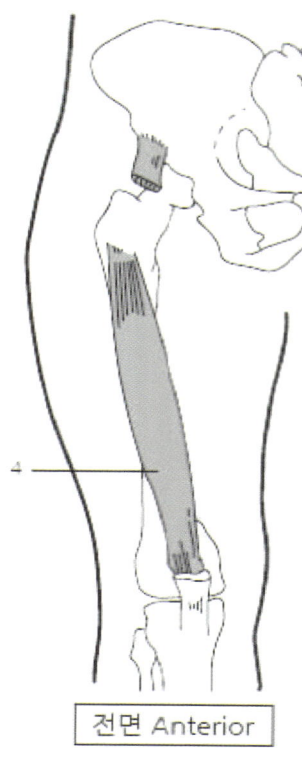

전면 Anterior

- origin   대퇴골간의 전외측면

- Insertion   슬개골, 경골조면

- Function   슬관절 신전

- Note

Popliteus (슬와근, 오금근)

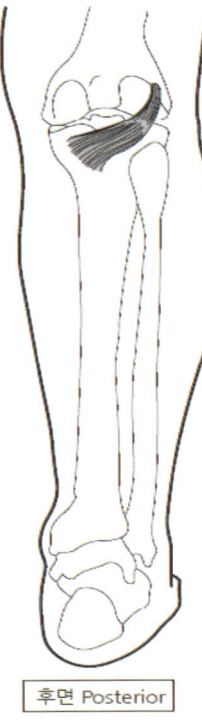

후면 Posterior

- origin   대퇴골 외측과

- Insertion   경골의 후면 근위부

- Function   슬관절 굴곡시 경골 내회전

- Note

Gastrocnemius (비복근, 장딴지근)

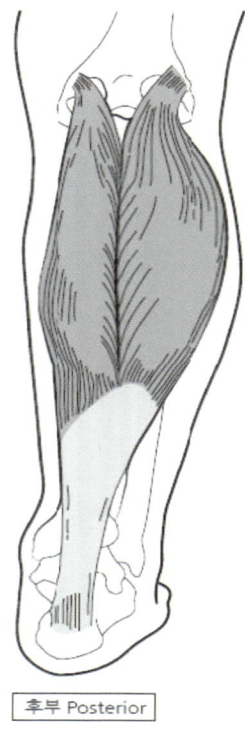

후부 Posterior

- origin　내측두-대퇴골 내측상과

　　　　　외측두-대퇴골 외측상과

- Insertion

아킬레스건으로 되어 종골에 부착

- Function

족관절의 저측굴곡, 슬관절 굴곡보조

- Note

Soleus (넙치근, 가자미근)

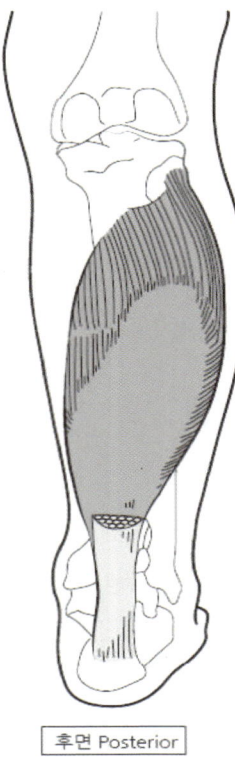

후면 Posterior

- origin

  경골의 넙치선, 비골두 후방과 비골체

- Insertion

  아킬레스건으로 되어 종골에 부착

- Function

  발목의 저측굴곡

- Note

Tibialis anterior (전경골근, 앞정강근)

● origin

경골 외측, 골간막

● Insertion

중족골 1번 기저부, 설상골 1번

● Function

발목의 배측굴곡, 발목의 내번

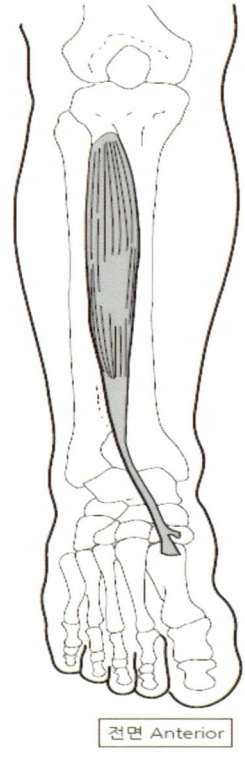

전면 Anterior

● Note

Peroneus longus (장비골근, 긴종아리근)

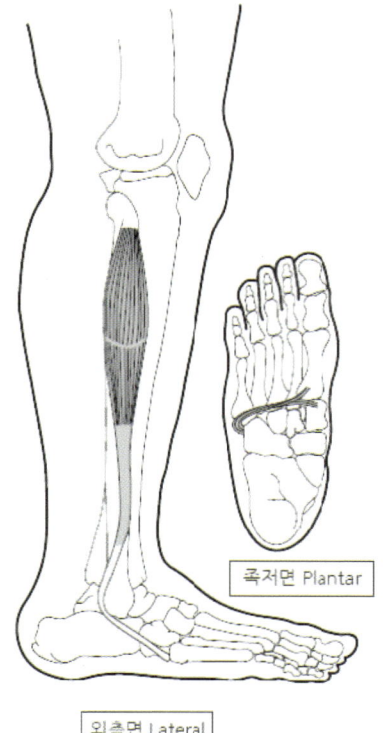

족저면 Plantar

외측면 Lateral

● origin

비골의 외측면 상부 2/3

● Insertion

중족골 1번 저부, 설상골 1번 저측면

● Function

발목의 외번, 저측굴곡 보조

● Note

Peroneus brevis (단비골근, 짧은종아리근)

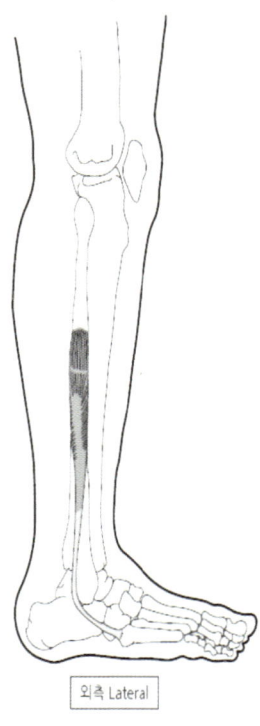

외측 Lateral

- origin   비골 외측면 하부 2/3

- Insertion   중족골 5지 저부

- Function   외번, 저측굴곡 보조

- Note

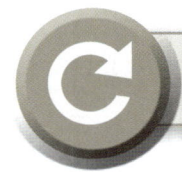

Peroneus Tertius (제3비골근, 셋째종아리근)

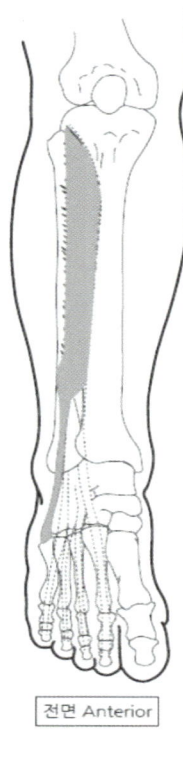

전면 Anterior

- origin   비골원위의 앞쪽면

- Insertion   중족골 5지 저부

- Function   발목의 외번, 배측굴곡 보조

- Note

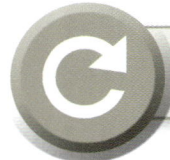

Tibialis Posterior (후경골근, 뒤정강근)

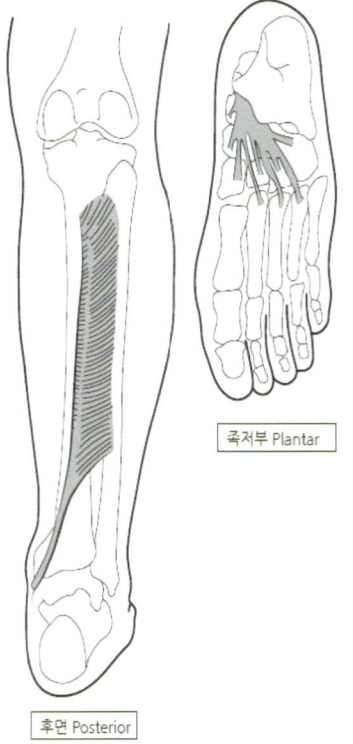

족저부 Plantar

후면 Posterior

● origin

경골과 비골의 후면, 골간막

● Insertion

주상골, 족근골에 인접한 종족골의 저측면

● Function

족근골의 내번, 족관절 저측굴곡 보조

● Note

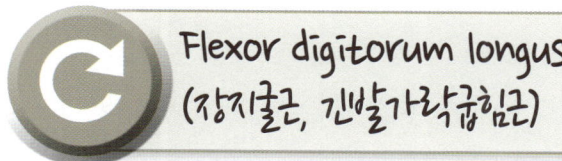

Flexor digitorum longus
(장지굴근, 긴발가락굽힘근)

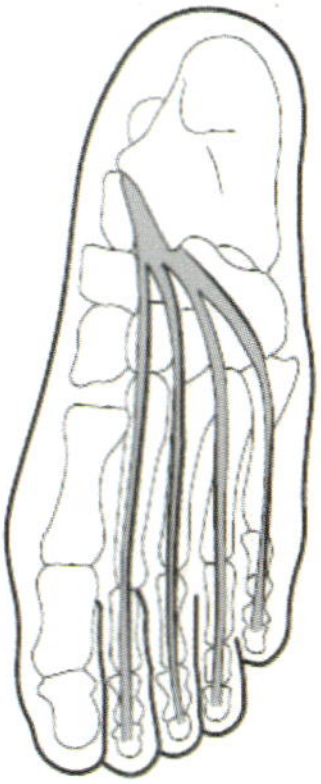

● origin   경골 후부

● Insertion   말절골 2-5지 저측면

● Function

말절골 2-5지 굴곡, 족관절 저측굴곡

보조

족저면 Plantar

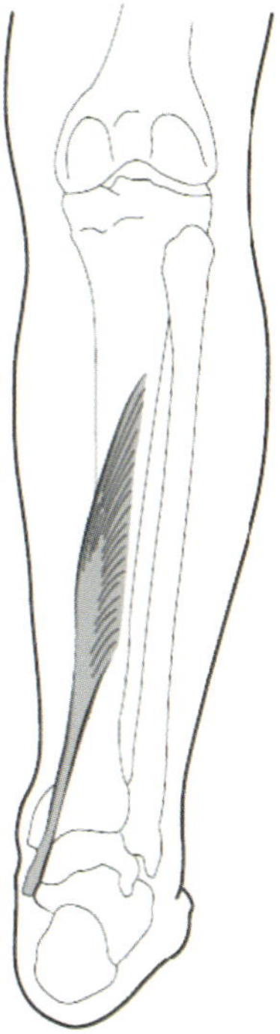

후면 Posterior

● Note

Flexor hallucis longus
(장무지굴근, 긴엄지굽힘근)

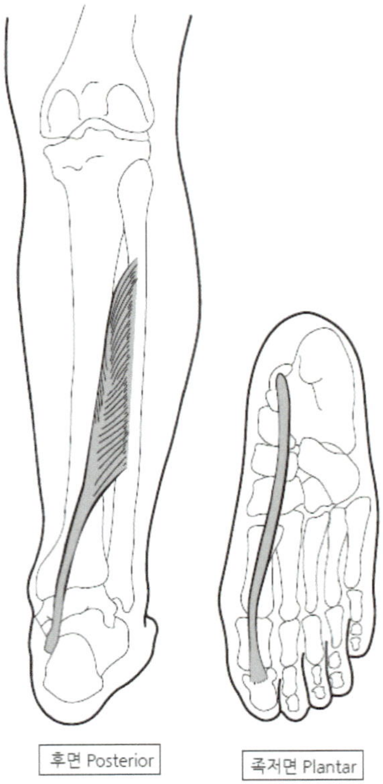

● origin   비골 후면

● Insertion   무지의 말절골 저측무면

● Function

무지 굴곡, 발목 저측굴곡 보조

후면 Posterior

족저면 Plantar

● Note

Extensor hallucis longus
(장무지신근, 긴엄지폄근)

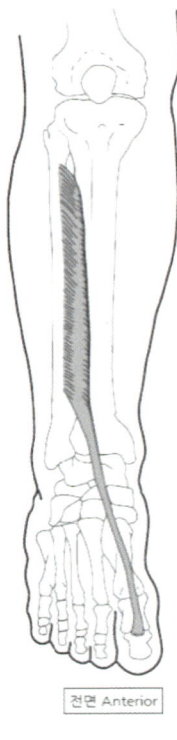

전면 Anterior

- origin   비골체 전면, 골간막

- Insertion   무지 말절골 저부

- Function

  무지 신전, 족관절 배측굴곡 보조

- Note

Extensor digitorum longus
(장지신근, 긴발가락폄근)

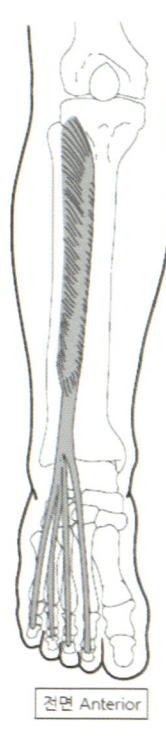

전면 Anterior

● origin

경골의 외측, 비골의 근위 2/3

● Insertion

중절골 2-5지, 말절골 2-5지

● Function

2-5지의 신전, 족관절 배측굴곡

● Note

Memo

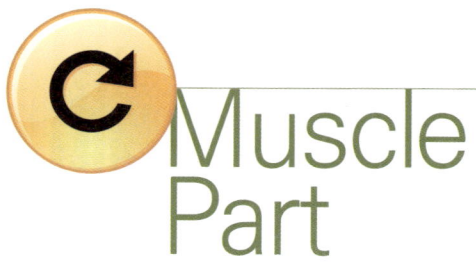

Muscle Part

Shoulder
Supraspinatus (극상근, 가시위근)
Infraspinatus (극하근, 가시아래근)
Teres Minor (소원근, 작은원근)
Teres Major (대원근, 큰원근)
Subscapularis (견갑하근, 어깨밑근)
Deltoid (삼각근, 세모근)
Pectoralis Major (대흉근, 큰가슴근)
Coracobrachialis (오훼완근, 부리위팔근)
Biceps brachii (상완이두근, 위팔두갈래근)
Brachialis (상완근, 위팔근)
Triceps Brachii (상완삼두근, 위팔세갈래근)
Anconeus (주근, 팔꿈치근)
Latissimus dorsi (광배근, 넓은등근)
Trapezius (승모근, 등세모근)
Levator scapulae (견갑거근, 어깨올림근)
Rhomboid major, minor (대,소 능형근, 마름근)
Pectoralis Minor, Subclavius
(소흉근 작은가슴근, 쇄골하근 빗장밑근)
Serratus Anterior (전거근, 톱니바퀴근)

Neck
Sternocleidomastoid (흉쇄유돌근, 목빗근)
Scalene (사각근, 목갈비근)
Splenius Capitis & Cervicis
(두,경판상근, 머리,목 널판근)
Suboccipitals (후두하근, 뒤통수밑근육)

Trunk
Rectus Abdominis (복직근, 배곧은근)
External oblique (외복사근, 바깥배빗근)
Internal oblique (내복사근, 배속빗근)
Transverse abdominis (복횡근, 배가로근)
Diaphragm (횡격막, 가로막)
Erector spinae (척추기립근, 척추세움근)
Multifidus (다열근, 뭇갈래근)

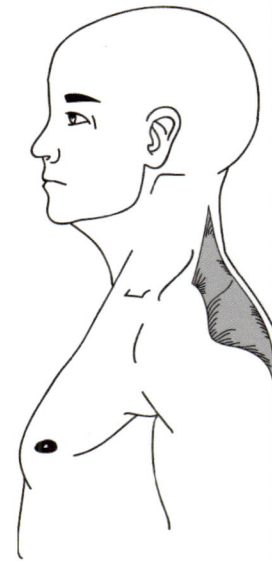

Hip
Iliopsoas (장요근, 엉덩허리근)
Quadratus lumborum (요방형근, 허리네모근)
Rectus femoris (대퇴직근, 넙다리곧은근)
Sartorius (봉공근, 넙다리빗근)
Tensor fascia latae (대퇴근막장근, 넙다리근막긴장근)
Gluteus maximus (대둔근, 큰볼기근)
Gluteus medius (중둔근, 중간볼기근)
Gluteus Minimus (소둔근, 작은볼기근)
Biceps femoris (대퇴이두근, 넙다리두갈래근)
Semitendinosus (반건양근, 반힘줄모양근)
Semimembranosus (반막양근, 반막모양근)
Pectineus (치골근, 두덩근)
Adductor brevis (단내전근, 짧은모음근)
Adductor longus (장내전근, 긴모음근)
Adductor magnus (대내전근, 큰모음근)
Gracilis (박근, 두덩정강근)
Hip external rotator (고관절외회전근, 엉덩관절벌림근)

Knee
Vastus medialis, Vastus lateralis (내측광근 외측광근, 안쪽넓은근 가쪽넓은근)
Vastus intermedius (중간광근, 중간넓은근)
Popliteus (슬와근, 오금근)
Gastrocnemius (비복근, 장딴지근)
Soleus (넙치근, 가자미근)
Tibialis anterior (전경골근, 앞정강근)
Peroneus longus (장비골근, 긴종아리근)
Peroneus brevis (단비골근, 짧은종아리근)
Peroneus Tertius (제3비골근, 셋째종아리근)
Tibialis posterior (후경골근, 뒤정강근)
Flexor digitorum longus (장지굴근, 긴발가락굽힘근)
Flexor hallucis longus (장무지굴근, 긴엄지굽힘근)
Extensor hallucis longus (장무지신근, 긴엄지폄근)
Extensor digitorum longus (장지신근, 긴발가락폄근)

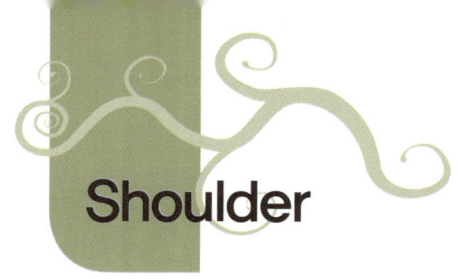

Shoulder

Supraspinatus (극상근, 가시위근)

Infraspinatus (극하근, 가시아래근)

Teres Minor (소원근, 작은원근)

Teres Major (대원근, 큰원근)

Subscapularis (견갑하근, 어깨밑근)

Deltoid (삼각근, 세모근)

Pectoralis Major (대흉근, 큰가슴근)

Coracobrachialis (오훼완근, 부리위팔근)

Biceps brachii (상완이두근, 위팔두갈래근)

Brachialis (상완근, 위팔근)

Triceps Brachii (상완삼두근, 위팔세갈래근)

Anconeus (주근, 팔꿈치근)

Latissimus dorsi (광배근, 넓은등근)

Trapezius (승모근, 등세모근)

Levator scapulae (견갑거근, 어깨올림근)

Rhomboid major, minor (대, 소 능형근, 마름근)

Pectoralis Minor, Subclavius (소흉근 작은가슴근, 쇄골하근 빗장밑근)

Serratus Anterior (전거근, 톱니바퀴근)

Supraspinatus (극상근, 가시위근)

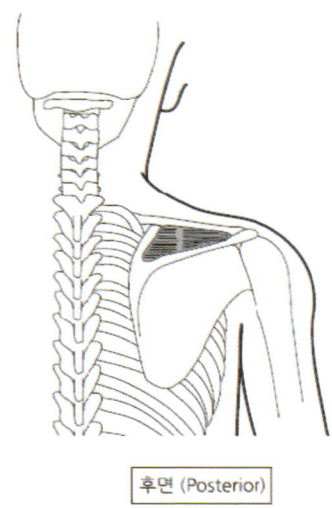
후면 (Posterior)

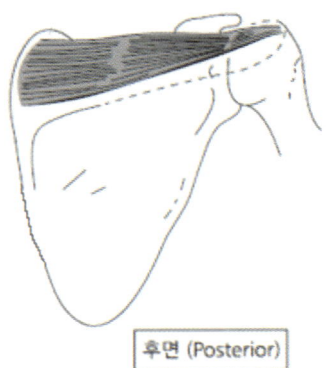
후면 (Posterior)

● origin

● Insertion

● Function

● Note

Infraspinatus (극하근, 가시아래근)

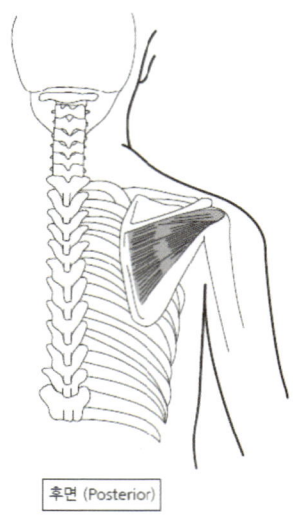

후면 (Posterior)

- origin
- Insertion
- Function

- Note

Teres Minor (소원근, 작은원근)

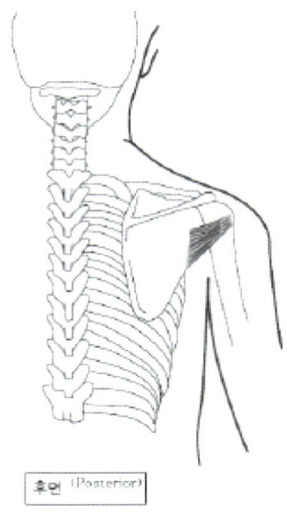

후면 (Posterior)

- origin

- Insertion

- Function

- Note

Teres Major (대원근, 큰원근)

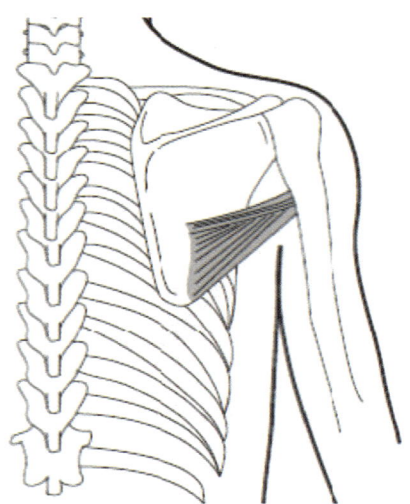

- origin
- Insertion
- Function

- Note

 # Subscapularis (견갑하근, 어깨밑근)

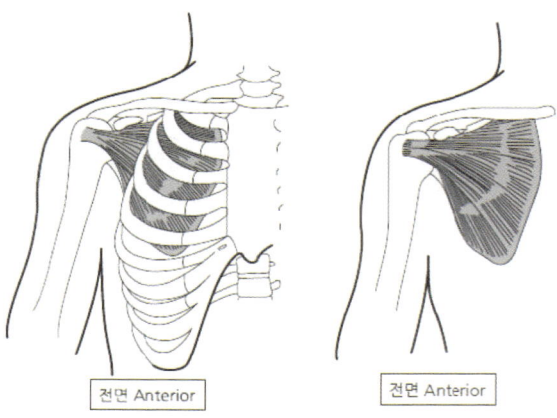

전면 Anterior   전면 Anterior

- origin

- Insertion

- Function

- Note

Deltoid (삼각근, 세모근)

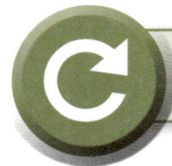
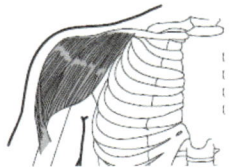
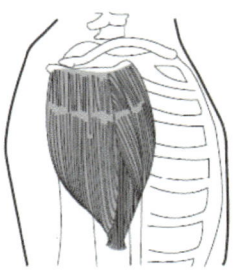
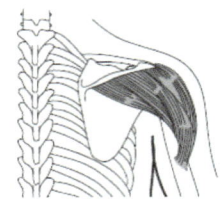

전면 Anterior
삼각근 전부 Anterior deltoid

외측면 Lateral
삼각근 중부 Middle deltoid

후면 Posterior
삼각근 후부 Posterior deltoid

- origin
- Insertion
- Function

- Note

Pectoralis Major (대흉근, 큰가슴근)

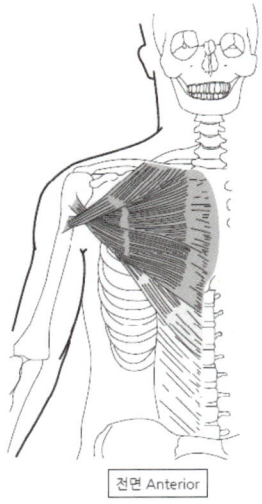

전면 Anterior

- origin

- Insertion

- Function

- Note

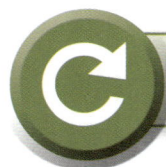
coracobrachialis(오훼완근, 부리위팔근)

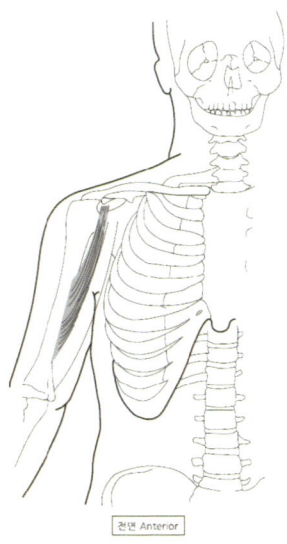

- origin
- Insertion
- Function

- Note

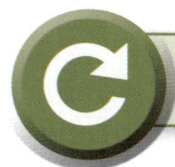

Biceps brachii (상완이두근, 위팔두갈래근)

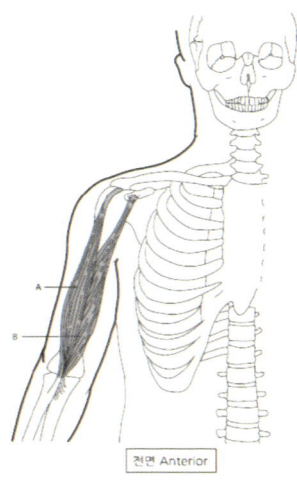
전면 Anterior

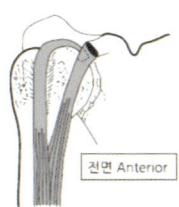
전면 Anterior

● origin

● Insertion

● Function

● Note

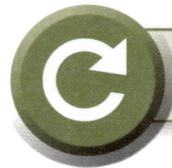

Brachialis (상완근, 위팔근)

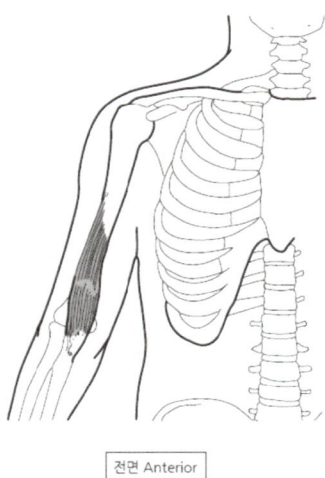

전면 Anterior

- origin

- Insertion

- Function

- Note

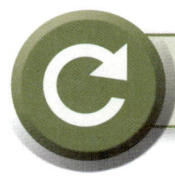

Triceps Brachii (상완삼두근, 위팔세갈래근)

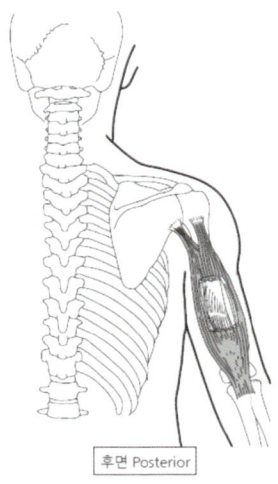

후면 Posterior

- origin

- Insertion

- Function

- Note

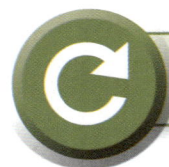

Anconeus(주근, 팔꿈치근)

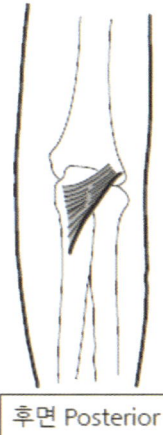

후면 Posterior

- origin

- Insertion

- Function

- Note

# Latissimus dorsi(광배근, 넓은등근)

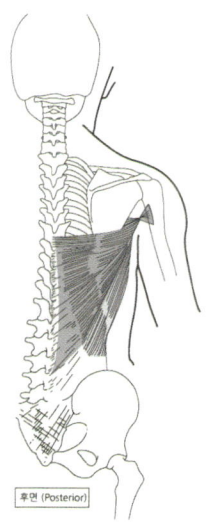

후면 (Posterior)

- origin

- Insertion

- Function

- Note

Trapezius (승모근, 등세모근)

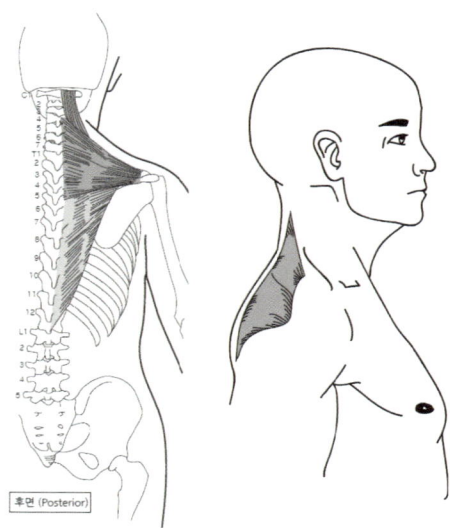

후면 (Posterior)

- origin

- Insertion

- Function

- Note

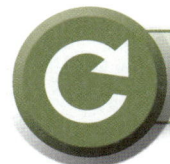# Levator scapulae (견갑거근, 어깨올림근)

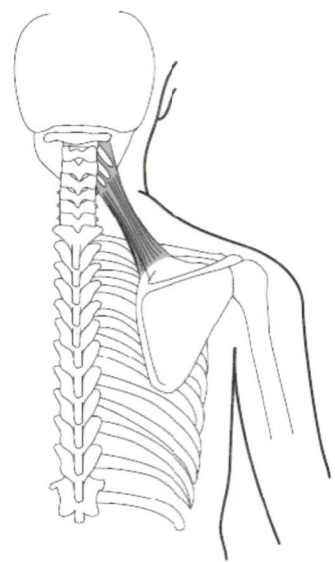

- origin

- Insertion

- Function

- Note

Rhomboid major, minor (대, 소 능형근, 마름근)

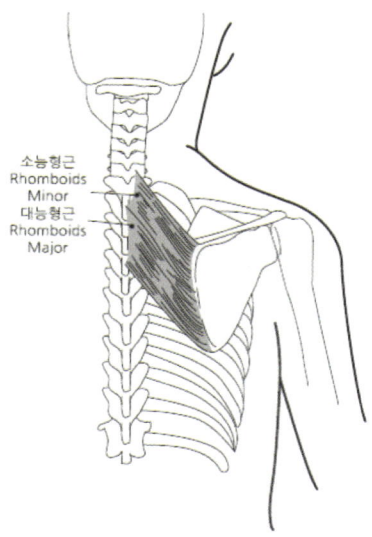

- origin
- Insertion
- Function
- Note

Pectoralis Minor, Subclavius
(소흉근 작은가슴근, 쇄골하근 빗장밑근)

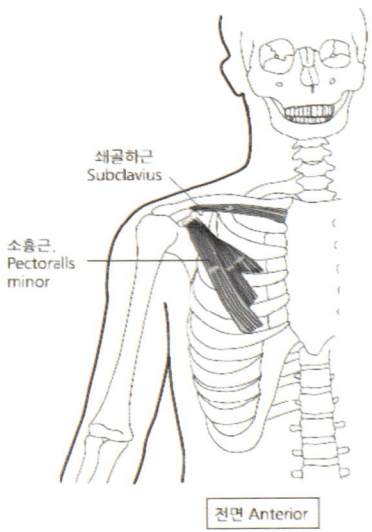

전면 Anterior

- origin

- Insertion

- Function

- Note

Serratus Anterior (전거근, 톱니바퀴근)

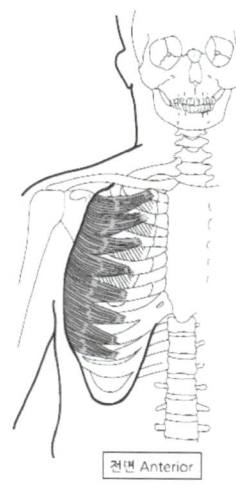

전면 Anterior

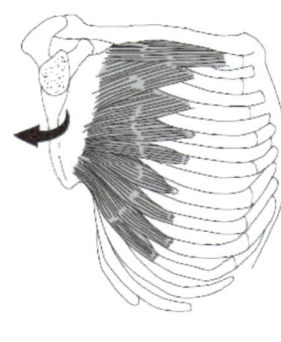

- origin

- Insertion

- Function

- Note

Neck

Sternocleidomastoid (흉쇄유돌근, 목빗근)

Scalene (사각근, 목갈비근)

Splenius capitis & cervicis (두, 경판상근, 머리, 목 널판근)

Suboccipitals (후두하근, 뒤통수밑근육)

Sternocleidomastoid (흉쇄유돌근, 목빗근)

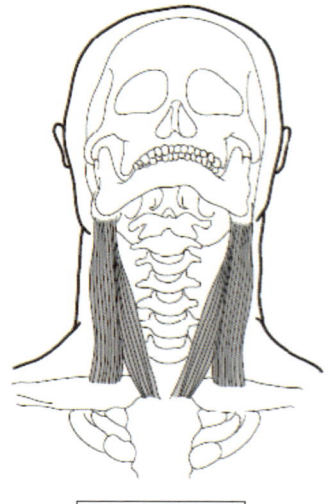
전면 Anterior

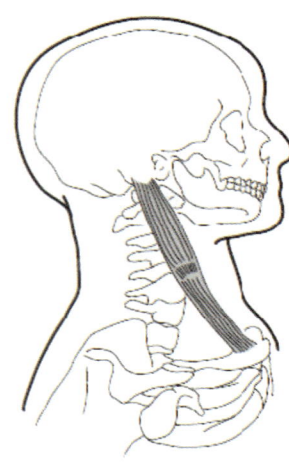
측면 Lateral

- origin

- Insertion

- Function

- Note

 # Scalene (사각근, 목갈비근)

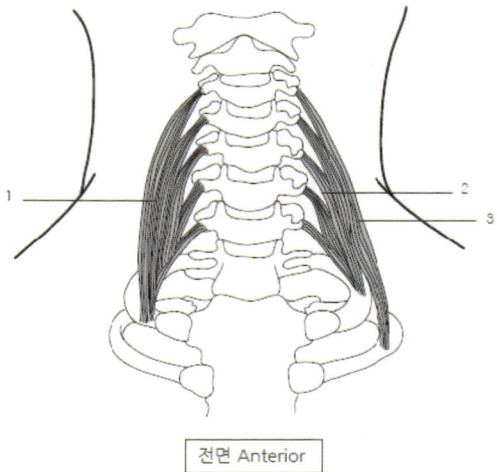

전면 Anterior

- origin

- Insertion

- Function

- Note

Splenius capitis & cervicis (두,경판상근, 머리,목 널판근)

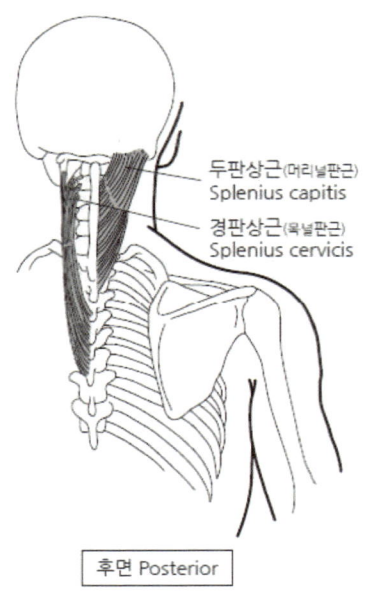

후면 Posterior

- origin

- Insertion

- Function

- Note

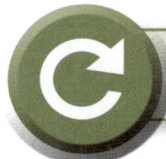

Suboccipitals (후두하근, 뒤통수밑근육)

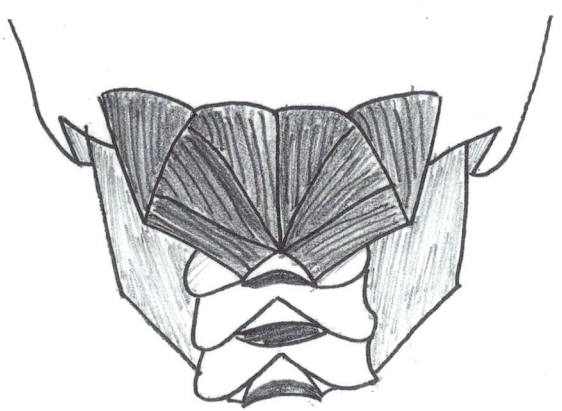

- origin

- Insertion

- Function

- Note

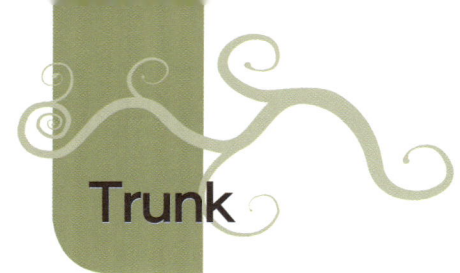

Trunk

Rectus Abdominis (복직근, 배곧은근)

External oblique (외복사근, 바깥배빗근)

Internal oblique (내복사근, 배속빗근)

Transverse abdominis (복횡근, 배가로근)

- Diaphragm (횡격막, 가로막)

- Erector spinae (척추기립근, 척추세움근)

- Multifidus (다열근, 뭇갈래근)

Rectus Abdominis (복직근, 배곧은근)

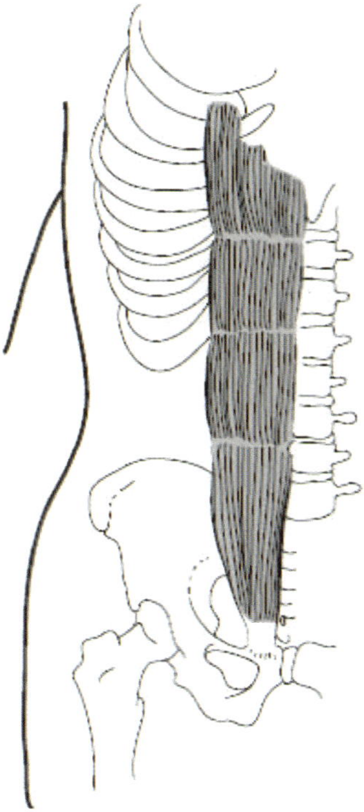

● origin

● Insertion

● Function

● Note

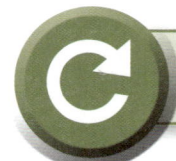

External oblique (외복사근, 바깥배빗근)

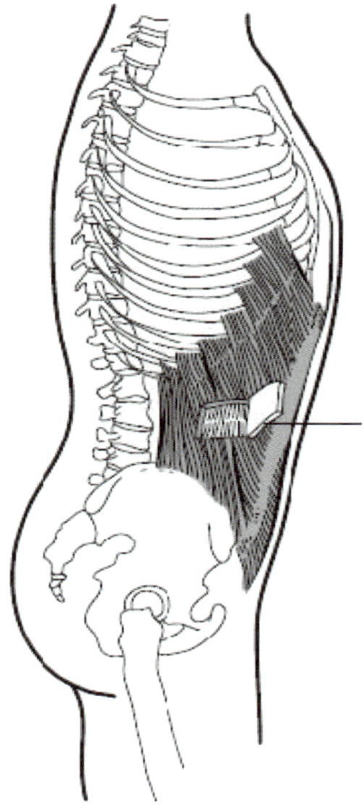

● origin

● Insertion

● Function

● Note

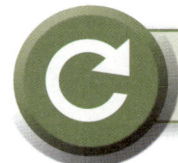

Internal oblique (내복사근, 배속빗근)

복횡근
Transversus abdominis

외측면 Lateral

● origin

● Insertion

● Function

● Note

Transverse abdominis (복횡근, 배가로근)

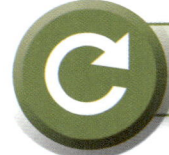

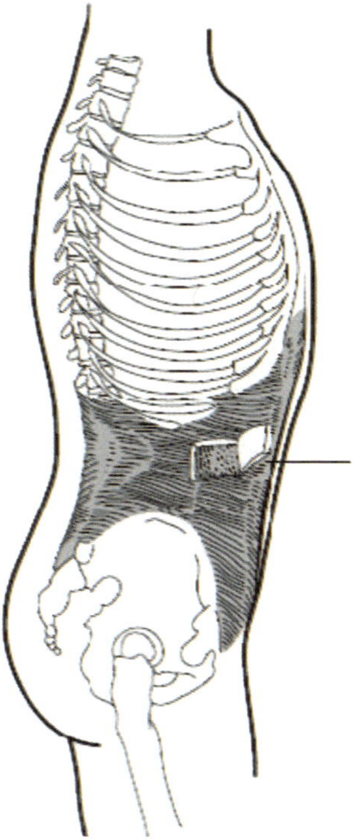

● origin

● Insertion

● Function

● Note

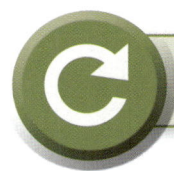
Diaphragm(횡격막, 가로막)

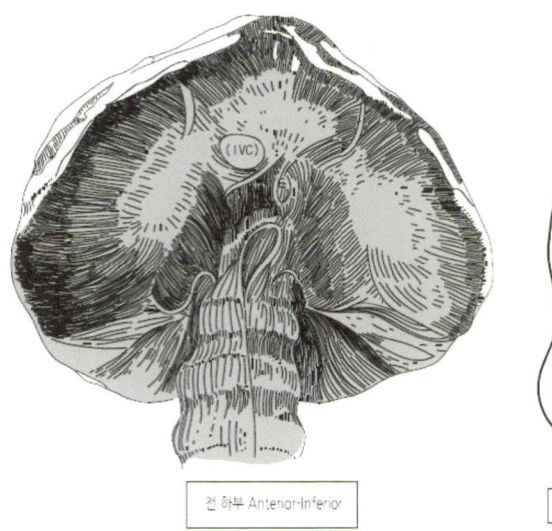

전 하부 Anterior-Inferior   외측 Lateral

● origin

● Insertion

● Function

● Note

Erector Spinae (척추기립근, 척추세움근)

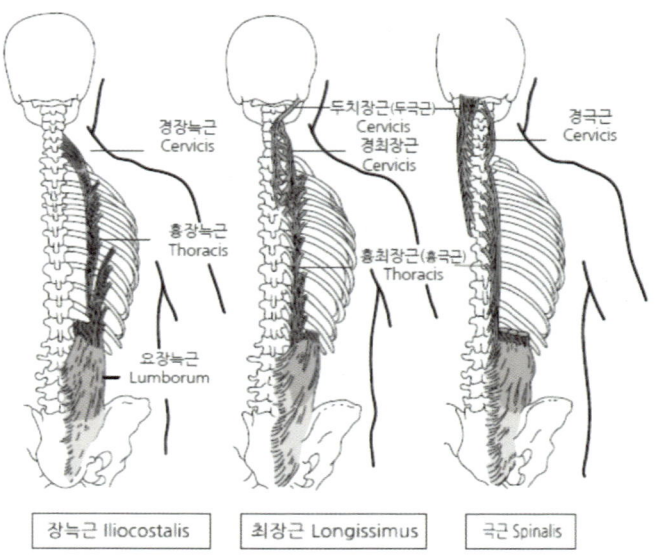

● origin

● Insertion

● Function

● Note

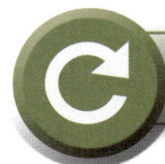

Multifidus(다열근, 뭇갈래근)

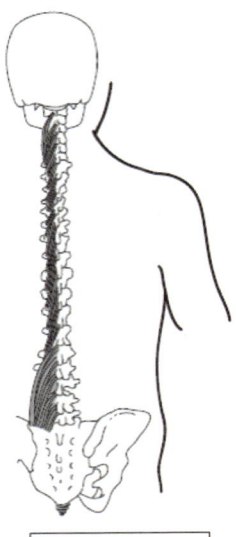

다열근 Multifidus

- origin

- Insertion

- Function

- Note

Hip

Iliopsoas (장요근, 엉덩허리근)

Quadratus lumborum (요방형근, 허리네모근)

Rectus femoris (대퇴직근, 넙다리곧은근)

Sartorius (봉공근, 넙다리빗근)

Tensor fascia latae (대퇴근막장근, 넙다리근막긴장근)

Gluteus maximus (대둔근, 큰볼기근)

Gluteus medius (중둔근, 중간볼기근)

Gluteus Minimus (소둔근, 작은볼기근)

Biceps femoris (대퇴이두근, 넙다리두갈래근)

Semitendinosus (반건양근, 반힘줄모양근)

Semimembranosus (반막양근, 반막모양근)

Pectineus (치골근, 두덩근)

Adductor brevis (단내전근, 짧은모음근)

Adductor longus (장내전근, 긴모음근)

Adductor magnus (대내전근, 큰모음근)

Gracilis (박근, 두덩정강근)

Hip external rotator (고관절외회전근, 엉덩관절벌림근)

Iliopsoas (장요근, 엉덩허리근)

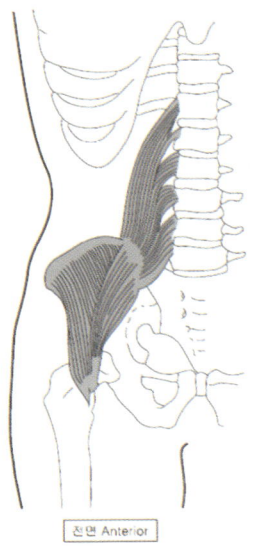

전면 Anterior

- origin

- Insertion

- Function

- Note

Quadratus lumborum (요방형근, 허리네모근)

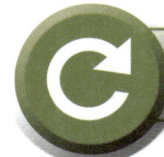

● origin

● Insertion

● Function

● Note

Rectus femoris (대퇴직근, 넙다리곧은근)

전면 Anterior

- origin

- Insertion

- Function

- Note

Sartorius (봉공근, 넙다리빗근)

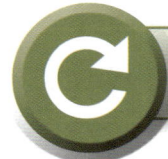

● origin

● Insertion

● Function

전면 Anterior

● Note

Tensor fascia latae (대퇴근막장근, 넙다리근막긴장근)

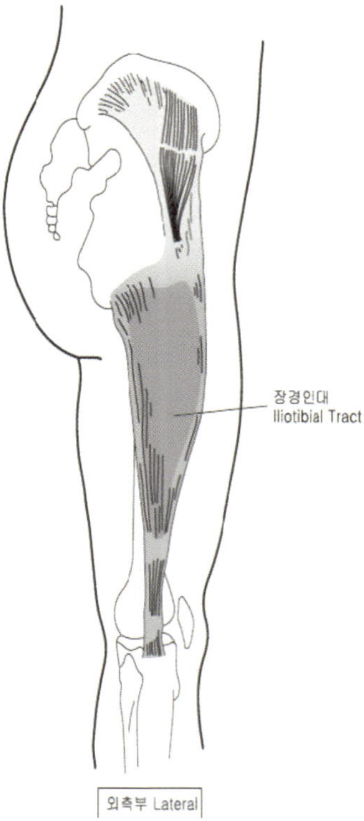

● origin

● Insertion

● Function

장경인대
Iliotibial Tract

외측부 Lateral

● Note

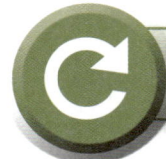

Gluteus maximus (대둔근, 큰볼기근)

장경인대
Iliotibial Tract

후면 Posterior

● origin

● Insertion

● Function

● Note

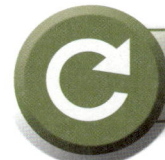

Gluteus medius (중둔근, 중간볼기근)

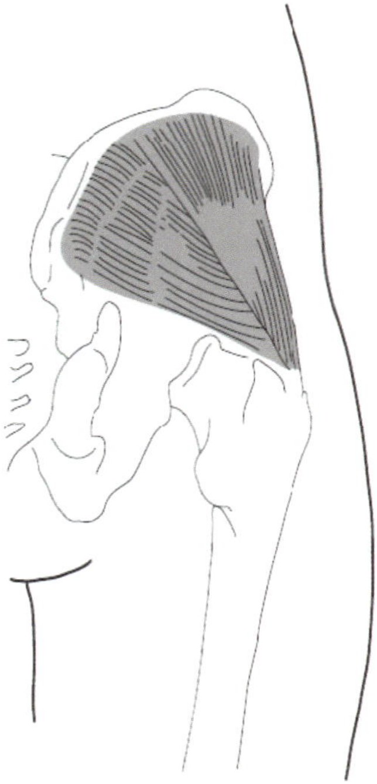

● origin

● Insertion

● Function

후면 Posterior

● Note

Gluteus Minimus (소둔근, 작은볼기근)

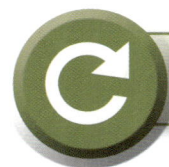

● origin

● Insertion

● Function

● Note

Biceps femoris(대퇴이두근, 넙다리두갈래근)

- origin

- Insertion

- Function

- Note

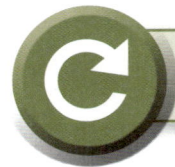

Semitendinosus(반건양근, 반힘줄모양근)

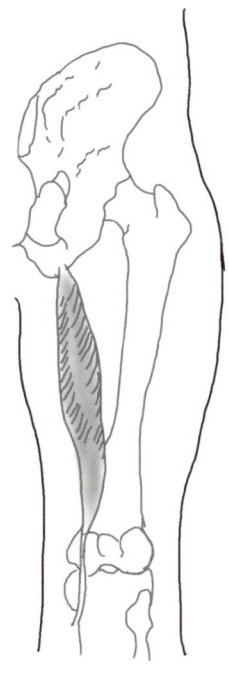

● origin

● Insertion

● Function

● Note

Semimembranosus(반막양근, 반막모양근)

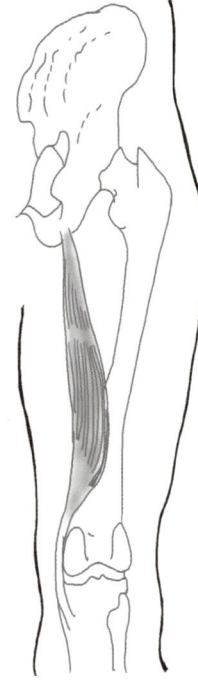

● origin

● Insertion

● Function

● Note

Pectineus (치골근, 두덩근)

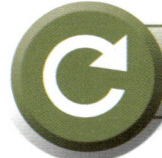

전면 Anterior

● origin

● Insertion

● Function

● Note

Adductor brevis (단내전근, 짧은모음근)

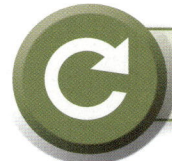

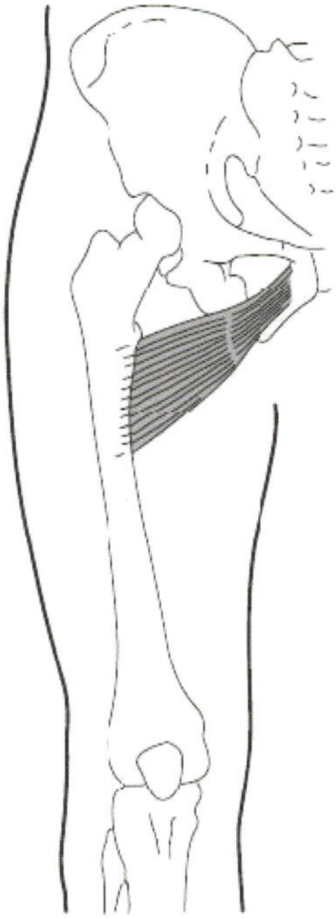

● origin

● Insertion

● Function

단내전근 Adductor brevis

● Note

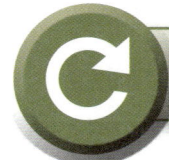

Adductor longus (장내전근, 긴모음근)

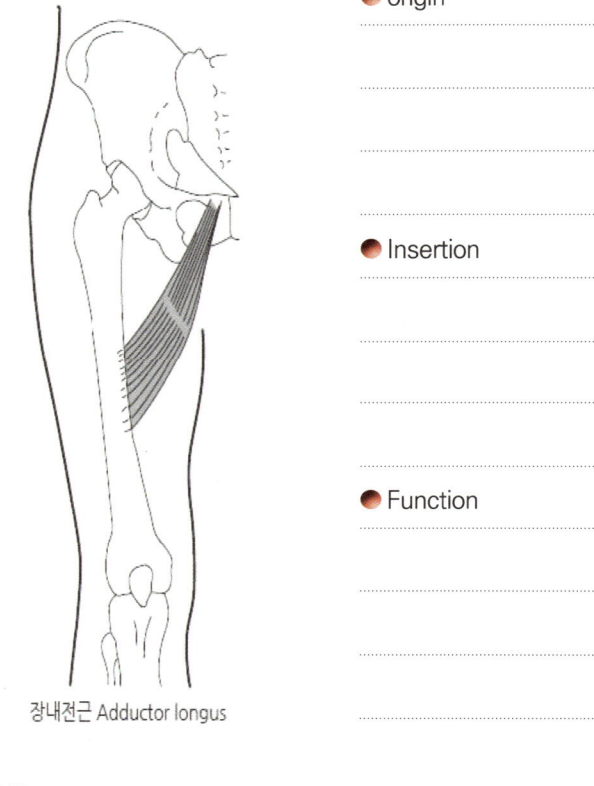

장내전근 Adductor longus

● origin

● Insertion

● Function

● Note

Adductor magnus (대내전근, 큰모음근)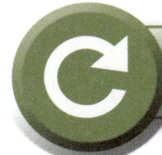

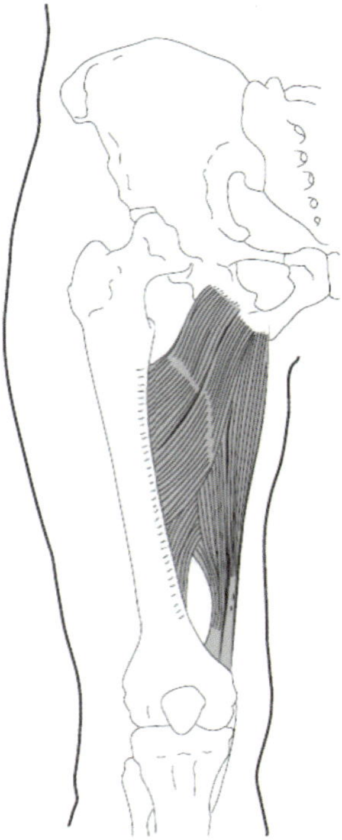

● origin

● Insertion

● Function

전면 Anterior

● Note

Gracilis (박근, 두덩정강근)

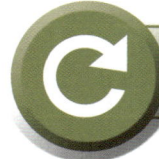

전면 Anterior

● origin

● Insertion

● Function

● Note

Hip external rotator
(고관절외회전근, 엉덩관절벌림근)

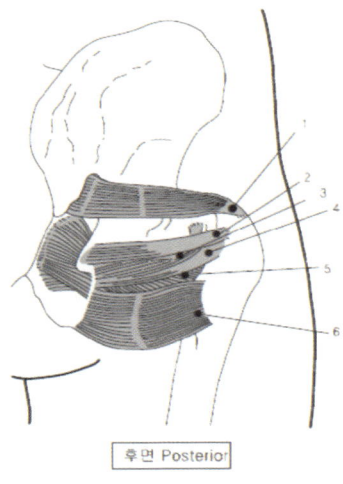
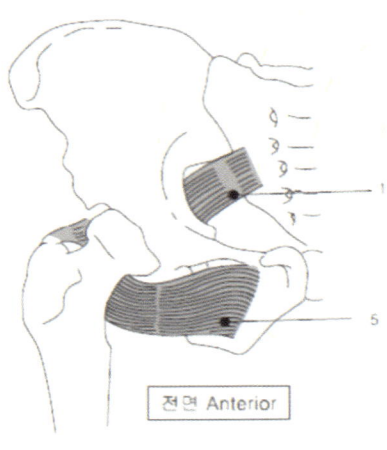

후면 Posterior   전면 Anterior

- origin

- Insertion

- Function

- Note

Knee

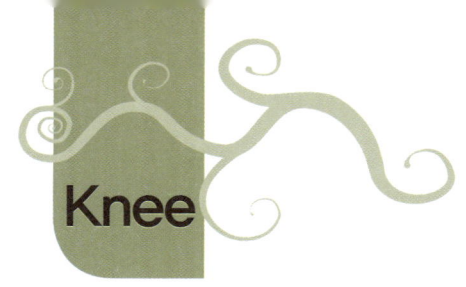

vastus medialis, vastus lateralis
(내측광근 외측광근, 안쪽넓은근 가쪽넓은근)

vastus intermedius(중간광근, 중간넓은근)

Popliteus(슬와근, 오금근)

Gastrocnemius(비복근, 장딴지근)

Soleus(넙치근, 가자미근)

Tibialis anterior(전경골근, 앞정강근)

Peroneus longus(장비골근, 긴종아리근)

Peroneus brevis(단비골근, 짧은종아리근)

Peroneus Tertius(제3비골근, 셋째종아리근)

Tibialis posterior(후경골근, 뒤정강근)

Flexor digitorum longus(장지굴근, 긴발가락굽힘근)

Flexor hallucis longus (장무지굴근, 긴엄지굽힘근)

Extensor hallucis longus (장무지신근, 긴엄지폄근)

Extensor digitorum longus (장지신근, 긴발가락폄근)

vastus medialis, vastus lateralis (내측광근 외측광근, 안쪽넓은근 가쪽넓은근)

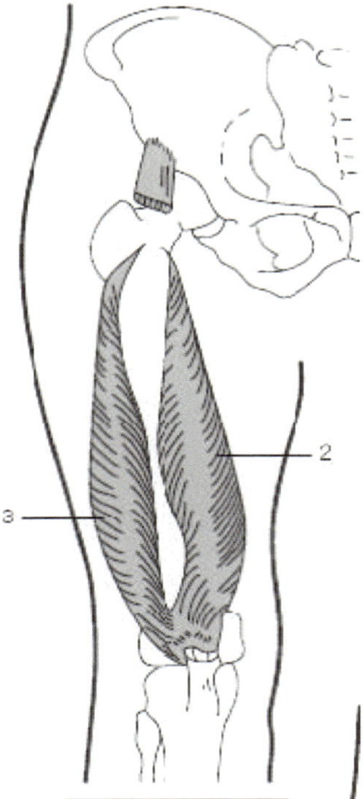

전면 Anterior

● origin

● Insertion

● Function

● Note

vastus intermedius (중간광근, 중간넓은근)

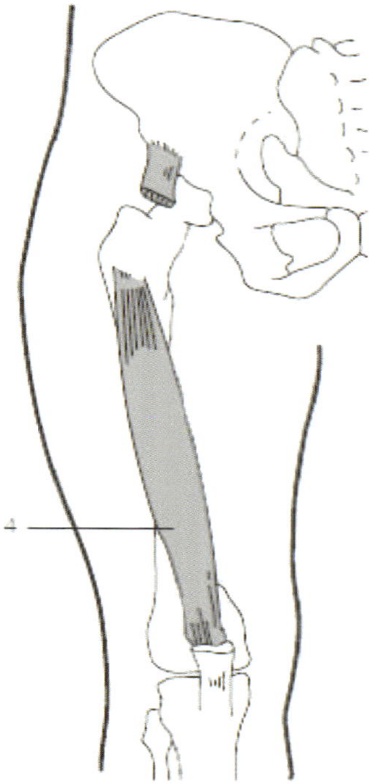

● origin

● Insertion

● Function

전면 Anterior

● Note

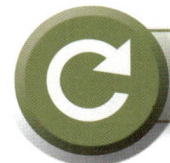

Popliteus(슬와근, 오금근)

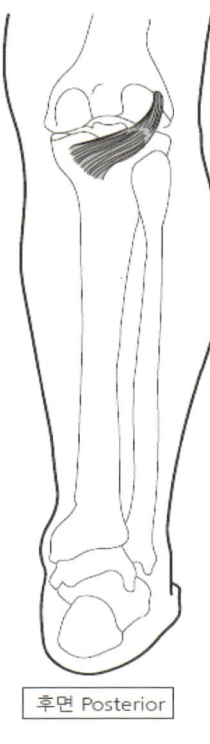

후면 Posterior

● origin

● Insertion

● Function

● Note

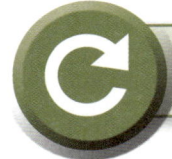
Gastrocnemius(비복근, 장딴지근)

후부 Posterior

● origin

● Insertion

● Function

● Note

Soleus(넙치근, 가자미근)

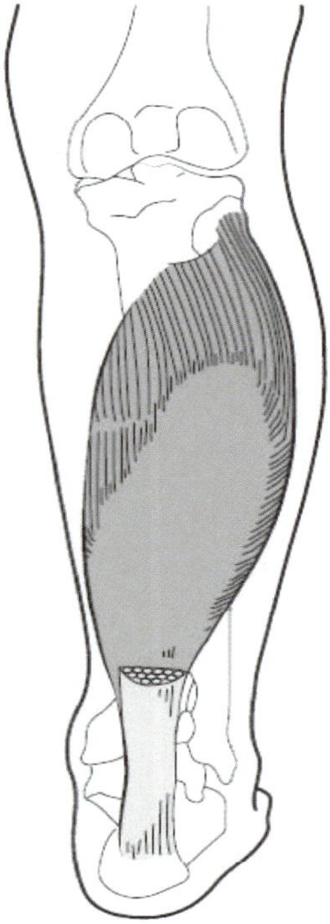

● origin

● Insertion

● Function

후면 Posterior

● Note

Tibialis anterior (전경골근, 앞정강근)

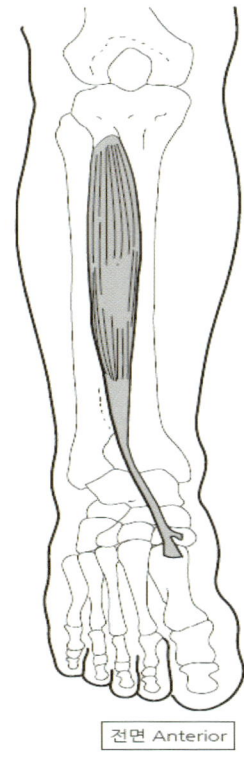

전면 Anterior

● origin

● Insertion

● Function

● Note

Peroneus longus (장비골근, 긴종아리근)

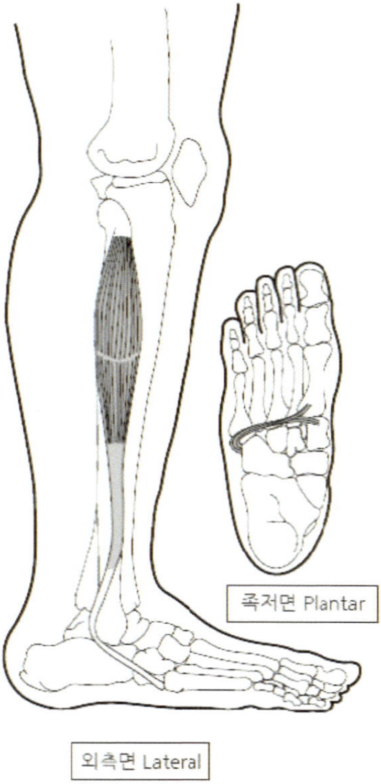

● origin

● Insertion

● Function

족저면 Plantar

외측면 Lateral

● Note

Peroneus brevis (단비골근, 짧은종아리근)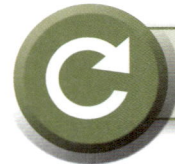

● origin

● Insertion

● Function

외측 Lateral

● Note

Peroneus Tertius (제3비골근, 셋째종아리근)

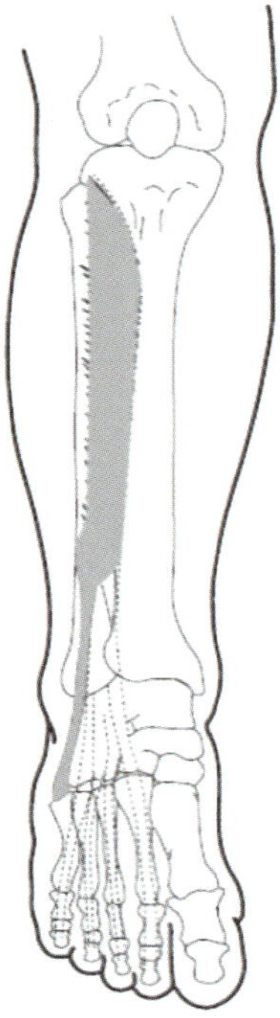

전면 Anterior

● origin

● Insertion

● Function

● Note

Tibialis posterior (후경골근, 뒤정강근)

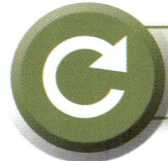

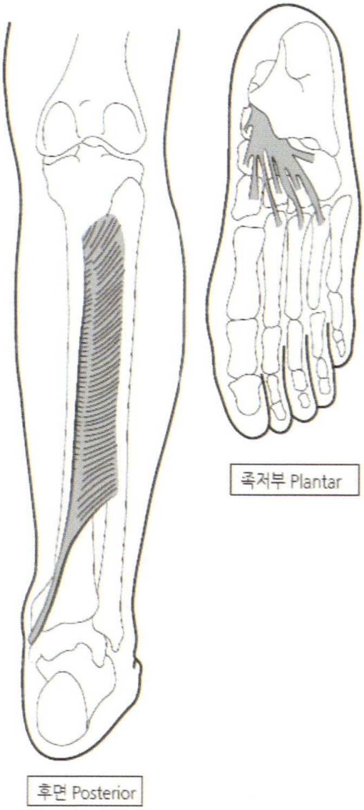

● origin

● Insertion

● Function

● Note

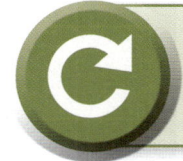

Flexor digitorum longus (장지굴근, 긴발가락굽힘근)

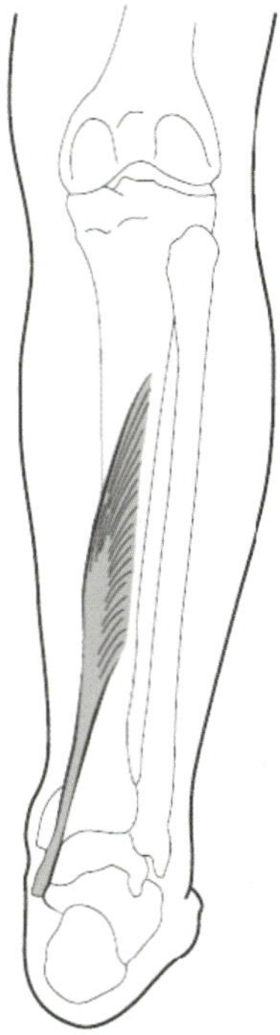

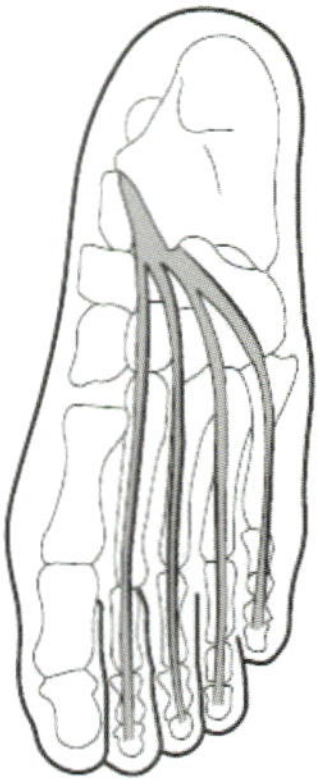

족저면 Plantar

후면 Posterior

- origin

- Insertion

- Function

- Note

Flexor hallucis longus
(장무지굴근, 긴엄지굽힘근)

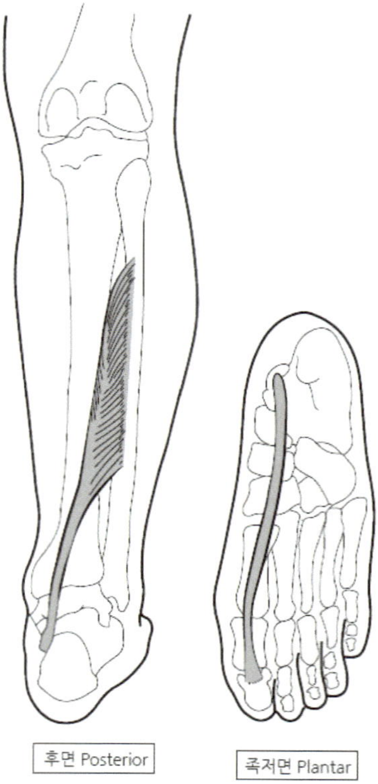

후면 Posterior

족저면 Plantar

● origin

● Insertion

● Function

● Note

Extensor hallucis longus
(장무지신근, 긴엄지폄근)

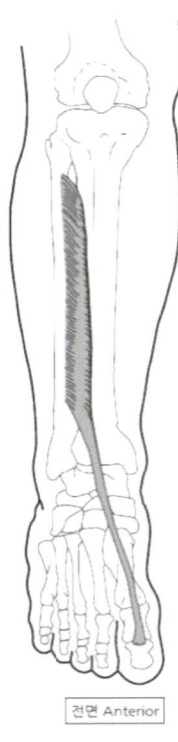

전면 Anterior

- origin

- Insertion

- Function

- Note

Extensor digitorum longus (장지신근, 긴발가락폄근)

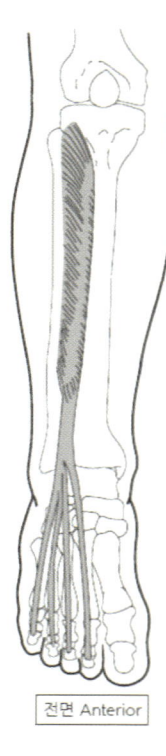

전면 Anterior

● origin

● Insertion

● Function

● Note

Memo

관절 기능 근육을 써보기

Check
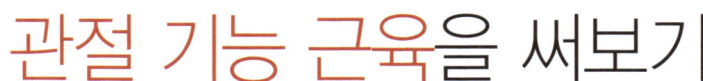

해부학 쉽게 공부하기

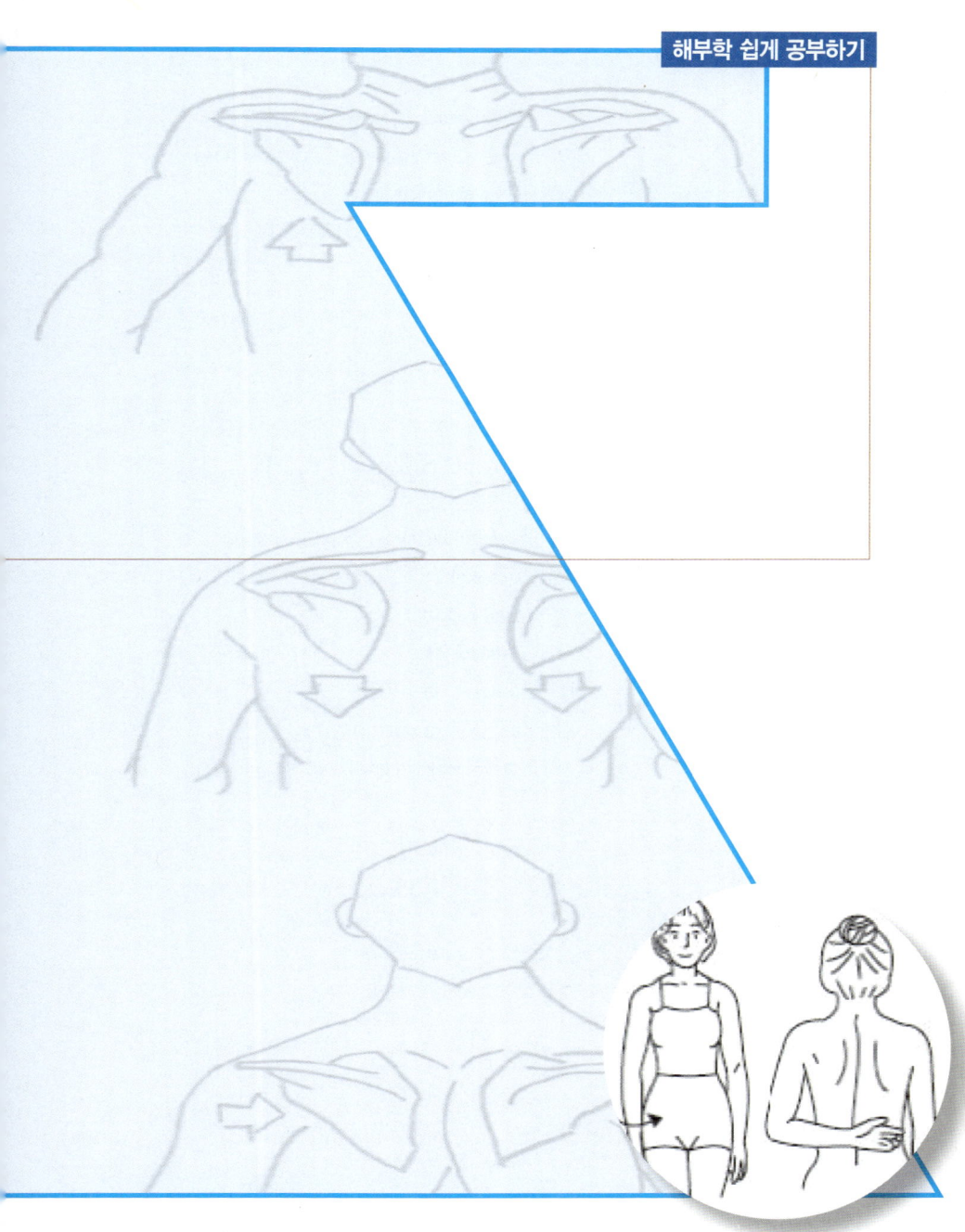

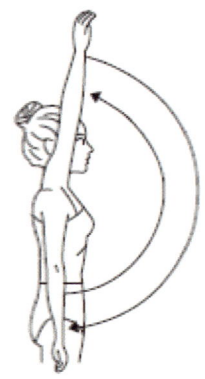

견관절 굴곡근 – Flexors of the Humerus 4

– 전면 삼각근 deltoid
– 대흉근 쇄골두 Pectoralis major/Clavicular head
– 오훼완근 Coracobrachialis
– 상완이두근 단두 Biceps/Short head

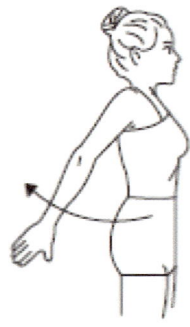

견관절 신전근 – Extensors of the Humerus 7

– 광배근 Latissimus dorsi
– 대원근 Teres major
– 후면 삼각근 deltoid
– 극하근 Infraspinatus
– 소원근 Teres minor
– 상완삼두근 장두 Triceps/long head
– 대흉근 흉골지 major/sternal head

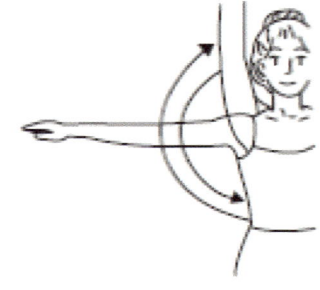

견관절 외전근 – Abductors of the Humerus 2

– 극상근 Supraspinatus
– 측면 삼각근 deltoid

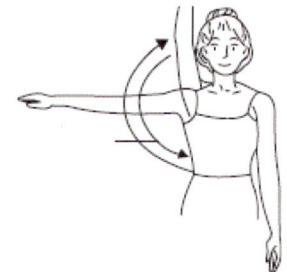

견관절 내전근 – Adductors of the Humerus 4
- 대흉근 Pectoralis major
- 오훼완근 Coracobrachialis
- 광배근 Latissimus dorsi
- 대원근 Teres major

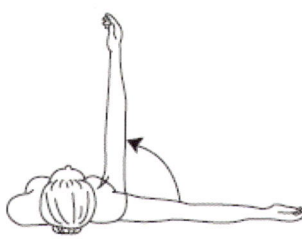

견관절 수평외전근 – Horizontal Abductors of the Humerus 1
- 삼각근의 후부섬유 Posterior deltoid

견관절 수평내전근 – Horizontal Adductors of the Humerus 2
- 삼각근의 전부섬유 Anterior deltoid
- 대흉근 Pectoralis major

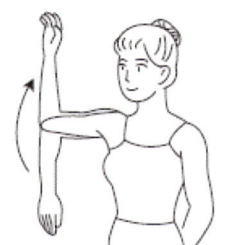

견관절 외회전근 – External Rotators of the Humerus 3
- 극하근 Infraspinatus
- 소원근 Teres minor
- 삼각근 후부섬유 Posterior deltoid

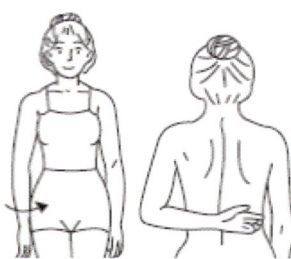

견관절 내회전근 – Internal Rotators of the Humerus 5
- 삼각근 전면섬유 Anterior deltoid
- 대흉근 Pectoralis major
- 견갑하근 Subscapularis
- 대원근 Teres major
- 광배근 Latissimus dorsi

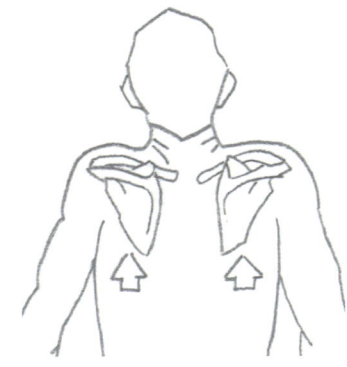

견갑골 거상근 – Elevators of the scapula 3

- 상부 승모근 Upper trapezius
- 견갑거근 Levator scapula
- 능형근 Rhomboid

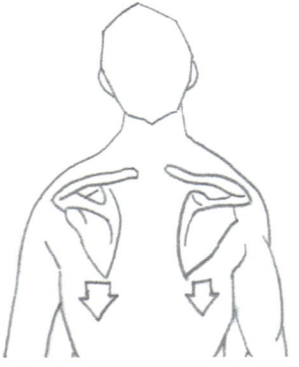

견갑골 하강근 – Depressors of the scapula 2

- 소흉근 Pectoralis minor
- 하부 승모근 Lower trapezius

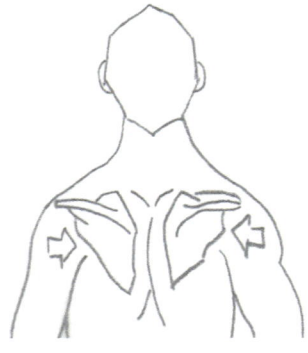

견갑골 후인근 – Retractors of the Scapula 2

- 중부 승모근 Middle trapezius
- 능형근 Rhomboid

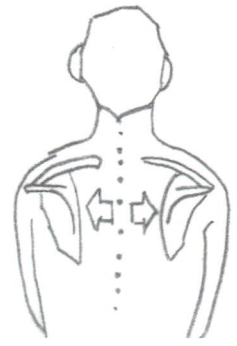

견갑골 전인근 – Protractors of the Scapula 2

- 소흉근 Pectoralis minor
- 전거근 Serratus anterior

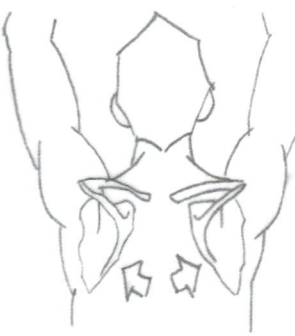

견갑골 상방 회전근
– Upward Rotators of the Scapula 4

- 상부 승모근 Upper trapezius
- 중부 승모근 Middle trapezius
- 하부 승모근 Lower trapezius
- 전거근 Serratus anterior

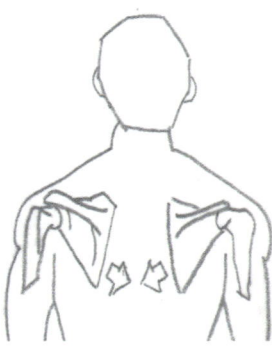

견갑골 하방 회전근
– Downward Rotators of the Scapula 3

- 견갑거근 Lavator scapula
- 능형근 Rhomboid
- 소흉근 Pectoralis minor

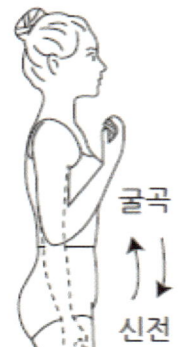

주관절 굴곡근 Flexors of the Elbow 4

- 상완이두근 Biceps brachii
- 상완근 Brachialis
- 상완요골근 Brachioradialis
- 원회내근 Pronator teres

주관절 신전근 Extensors of the Elbow 2

- 상완삼두근 Triceps brachii
- 주근 Anconeus

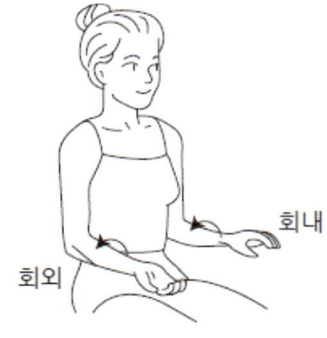

전완 회외근 Supinators of the Forearm 2

- 상완이두근 Biceps brachii
- 회외근 Supinator

전완 회내근 Pronators of the Forearm 2

- 원회내근 Pronator teres
- 방형회내근 Pronator quadratus

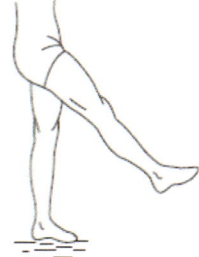

고관절 굴곡근 – Flexors of the Hip 8

- 장요근 Iliopsoas
- 치골근 Pectineus
- 대퇴근막장근 Tensor Fascia Latae
- 단내전근 Adductor brevis
- 장내전근 Adductor longus
- 대내전근 Adductor magnus
- 대퇴직근 Rectus femoris
- 봉공근 Satorius

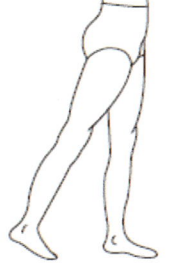

고관절 신전근 – Extensors of the Hip 5

- 대둔근 Gluteus maximus
- 대퇴이두근 Biceps femoris
- 반건양근 Semitendinosus
- 반막양근 Semimembranosus
- 대내전근 Adductor magnus

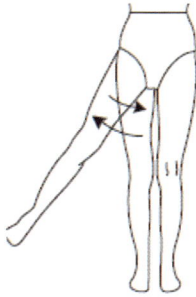

고관절 외전근 – Abductors of the Hip 5

- 중둔근 Gluteus medius
- 소둔근 Gluteus minimus
- 장요근 Iliopsoas
- 대퇴근막장근 Tensor Fascia Latae
- 봉공근 Sartorius

고관절 내전근 – Adductors of the Hip 5

- 단내전근 Adductor brevis
- 장내전근 Adductor longus
- 대내전근 Adductor magnus
- 박근 Gracilis
- 치골근 Pectineus

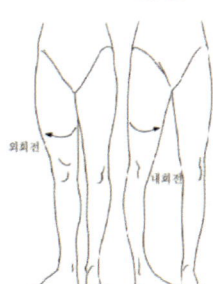

고관절 외회전근 – External Rotators of the Hip 8

- 이상근 Piriformis
- 상쌍자근 Gemellus superior
- 내폐쇄근 Obturator internus
- 하쌍자근 Gemellus inferior
- 외폐쇄근 Obturator externus
- 대퇴방형근 Quadratus femoris
- 대둔근 Gluteus maximus
- 장요근 Iliopsoas

고관절 내회전근 – Internal Rotators of the Hip 7

- 중둔근 Gluteus medius
- 소둔근 Gluteus minimus
- 대퇴근막장근 Tensor Fascia Latae
- 치골근 Pectineus
- 장내전근 Adductor longus
- 단내전근 Adductor brevis
- 대내전근 Adductor magnus

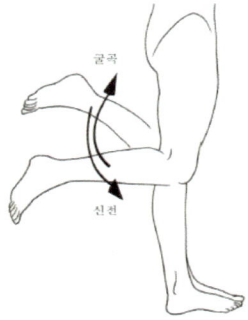

슬관절 굴곡근 – Flexors of the Knee 8

- 대퇴이두근 Biceps femoris
- 반건양근 Semitendinosus
- 반막양근 Semimembranosus
- 봉공근 Sartorius
- 박근 Gracilis
- 비복근 Gastrocnemius
- 족척근 Plantaris
- 슬와근 Popliteus

슬관절 신전근 – Extensors of the Knee 5

- 외측광근 Vastus lateralis
- 중간광근 Vastus intermedius
- 내측광근 Vastus medialis
- 대퇴직근 Rectus femoris
- 대퇴근막장근 Tensor Fascia Latae

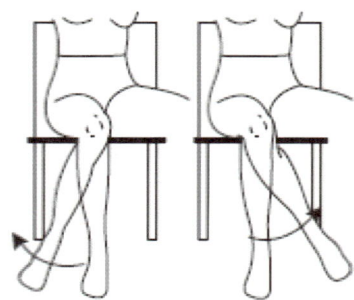

슬관절 외회전근 – External Rotator of the Knee 1

- 대퇴이두근 Biceps femoris

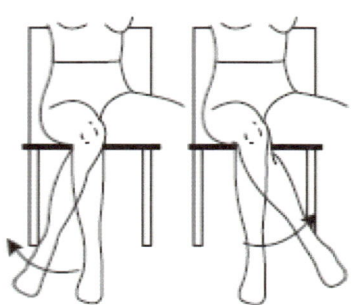

슬관절 내회전근 – Internal Rotators of the Knee 5

- 반건양근 Semitendinosus
- 반막양근 Semimembranosus
- 슬와근 Popliteus
- 박근 Gracilis
- 봉공근 Sartorius

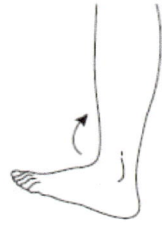 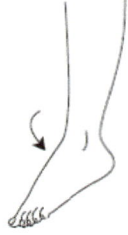

족관절 배측굴근
– Dorsi Flexors of the Ankle 4

- 전경골근 Tibialis anterior
- 장지신근 Extensor digitorum longus
- 제 3비골근 Peroneus tertius
- 장무지신근 Extensor hallucis longus

족관절 저측굴근
– Plantar Flexors of the Ankle 8

- 비복근 Gastrocnemius
- 넙치근 Soleus
- 족척근 Plantaris
- 장비골근 Peroneus longus
- 단비골근 Peroneus brevis
- 후경골근 Tibialis posterior
- 장무지굴근 Flexor hallucis longus
- 장지굴근 Flexor digitorum longus

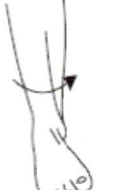 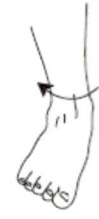

발의 내번근 – Invertors of the Foot 2

- 전경골근 Tibialis anterior
- 후경골근 Tibialis posterior

발의 외번근 – Evertors of the Foot 3

- 제 3비골근 Peroneus tertius
- 장비골근 Peroneus longus
- 단비골근 peroneus brevis

관절 기능 근육을 써보기

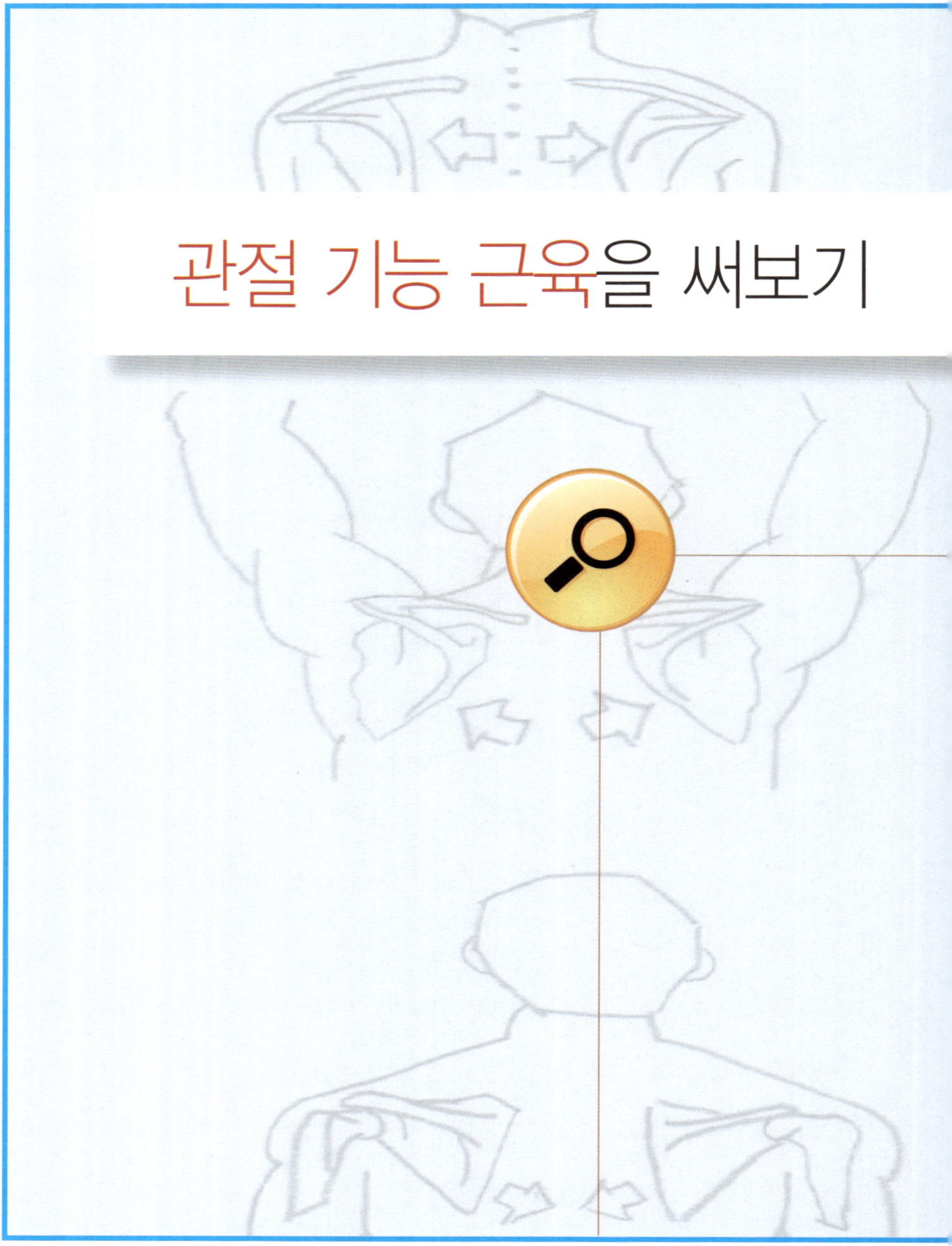

해부학 쉽게 공부하기

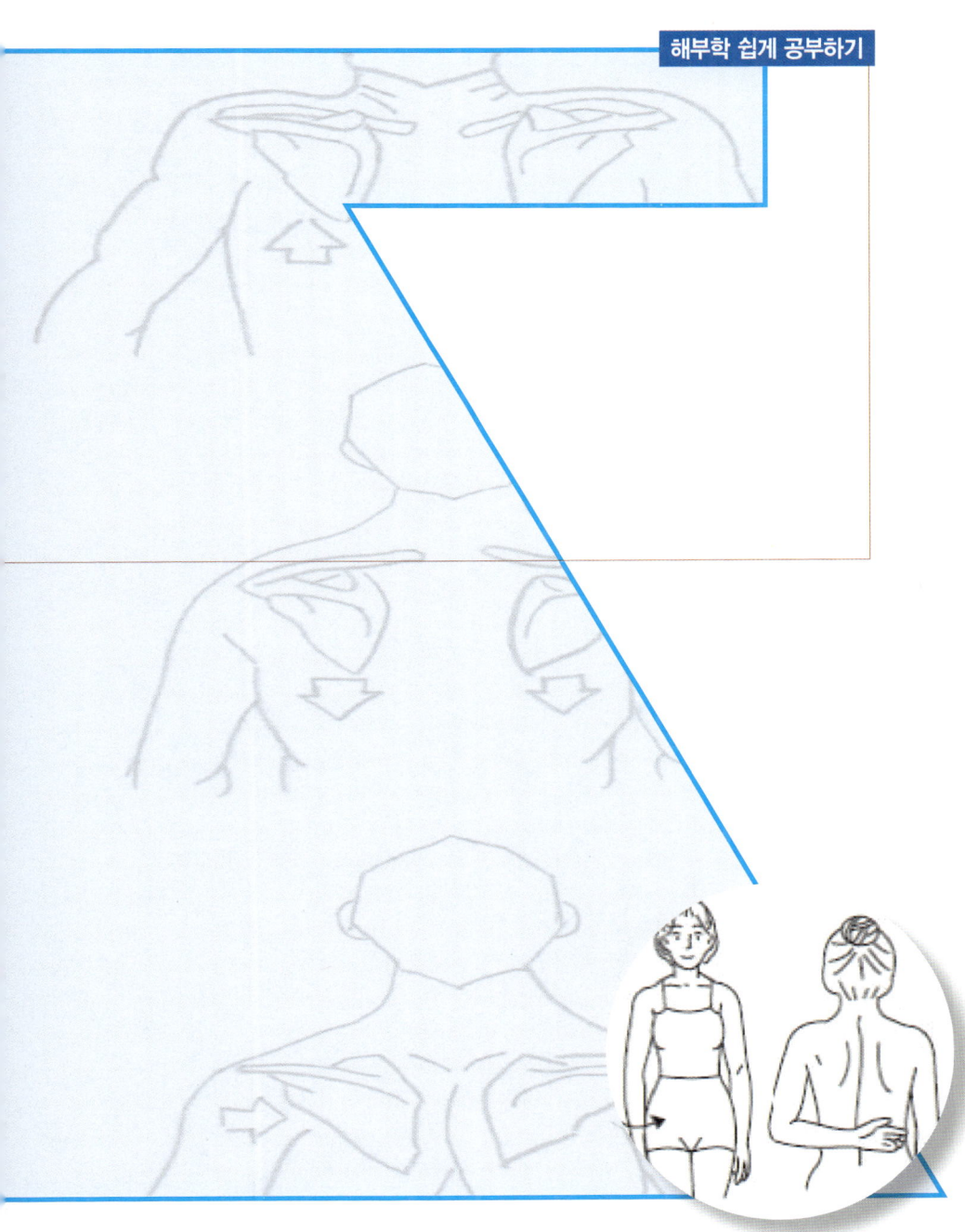

견관절 굴곡근 – Flexors of the Humerus 4

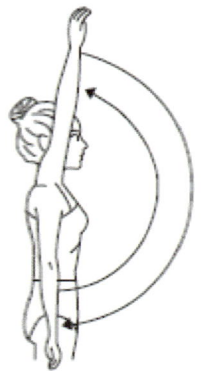

견관절 신전근 – Extensors of the Humerus 7

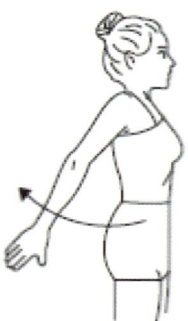

견관절 외전근 – Abductors of the Humerus 2

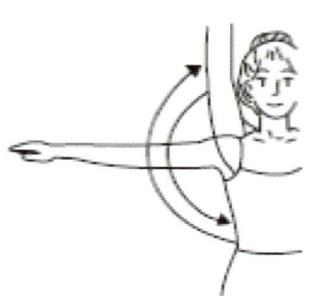

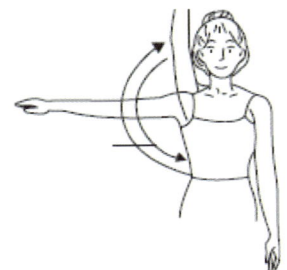

견관절 내전근 – Adductors of the Humerus 4

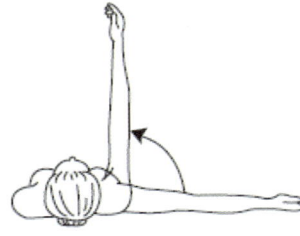

견관절 수평외전근
– Horizontal Abductors of the Humerus 1

견관절 수평내전근
– Horizontal Adductors of the Humerus 2

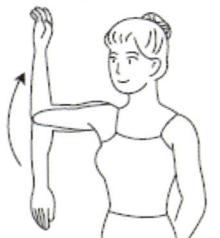

견관절 외회전근
– External Rotators of the Humerus 3

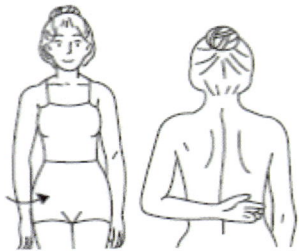

견관절 내회전근
– Internal Rotators of the Humerus 5

견갑골 거상근 – Elevators of the scapula 3

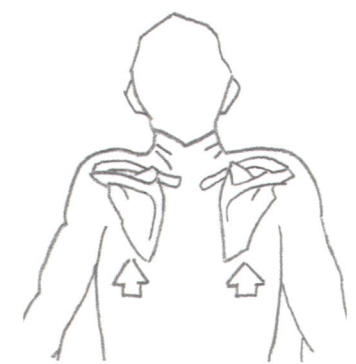

견갑골 하강근 – Depressors of the scapula 2

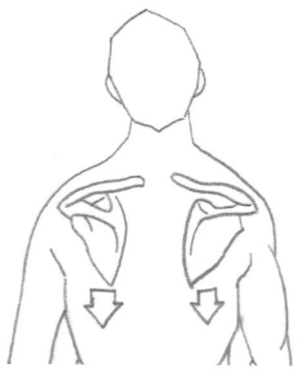

견갑골 후인근 – Retractors of the Scapula 2

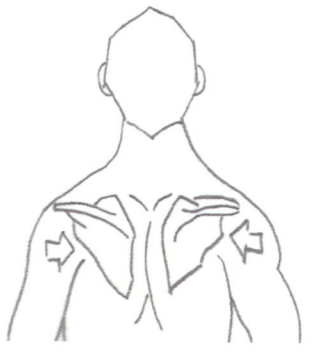

견갑골 전인근 – Protractors of the Scapula 2

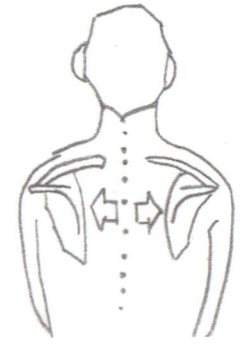

견갑골 상방 회전근 – Upward Rotators of the Scapula 4

견갑골 하방 회전근 – Downward Rotators of the Scapula 3

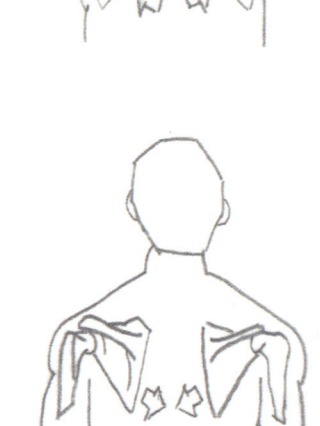

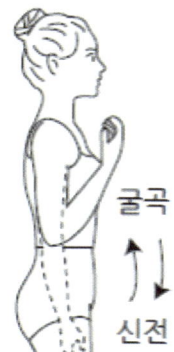

주관절 굴곡근 Flexors of the Elbow 4

주관절 신전근 Extensors of the Elbow 2

전완 회외근 Supinators of the Forearm 2

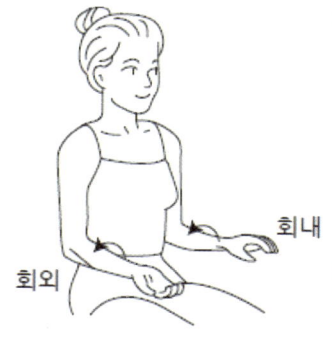

전완 회내근 Pronators of the Forearm 2

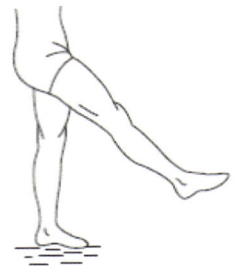

고관절 굴곡근 – Flexors of the Hip 8

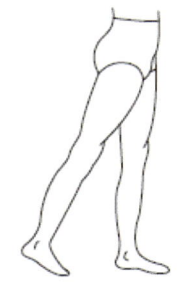

고관절 신전근 – Extensors of the Hip 5

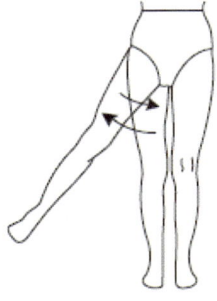

고관절 외전근 – Abductors of the Hip 5

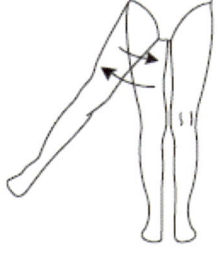

고관절 내전근 – Adductors of the Hip 5

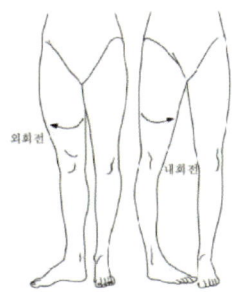

고관절 외회전근
– External Rotators of the Hip 8

고관절 내회전근
– Internal Rotators of the Hip 7

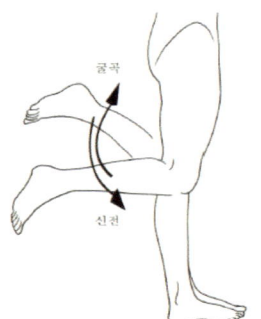

슬관절 굴곡근 – Flexors of the Knee 8

슬관절 신전근 – Extensors of the Knee 5

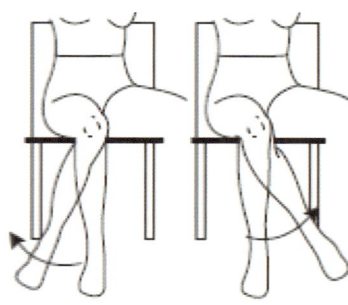

슬관절 외회전근
– External Rotator of the Knee 1

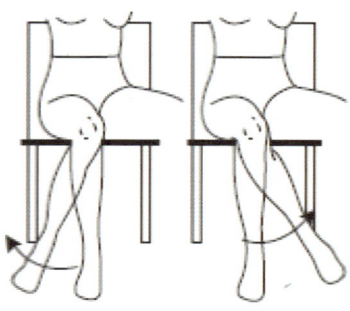

슬관절 내회전근
– Internal Rotators of the Knee 5

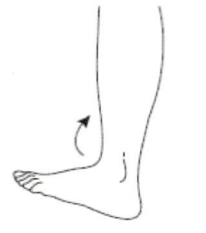 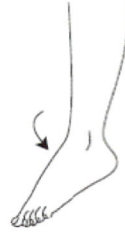

족관절 배측굴근
– Dorsi Flexors of the Ankle 4

족관절 저측굴근
– Plantar Flexors of the Ankle 8

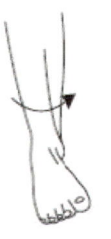 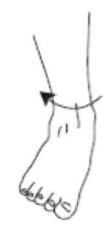

발의 내번근 – Invertors of the Foot 2

발의 외번근 – Evertors of the Foot 3

참고 문헌

- 통증유발점의 기전과 치료 (트라벨 2007)
- 통증유발점의 진단과 치료 (Dominik Irnich 2015)
- 근육학 (안익헌, 엠디월드 2011)
- 근육학 (김광옥, 성화 2011)
- 비주얼 근육학 근기능 해부 및 운동방법론 (김선우, 2018)
- 마사지로 배우는 근육학 (유흥종, 2013)
- 실전 임상근육학 세트 (신원범, 2017)
- 그림과 사진으로 배우는 근육학 (KLAUS-PETER VALERIUS, 2009)
- 근육학 총설 (정희원, 2002)
- 기능해부와 근육학 실습서 (Nikita A. Vizniak, 2018)
- 그림으로 보는 근육학 MPS. (박시현 2008)
- 누구나 쉽게 보는 근육학 MPS. (유정민 2015)
- 근막경선 해부학 자세 분석 및 치료 (3판 Cyriax 정형의학연구회 2014)
- 프리햅 운동- 운동 수행력 향상과 부상 예방을 위한 (백형진 2016)
- 통증유발점 따라잡기 Trail Guilde To the Body's (Andrew , Bie 2014)
- 통증치료를 위한 통증 유발점과 유발기전의 이해 (PEKKA J. PONTINEN, 2007)
- 근막 통증유발점 도수치료와 정골치료를 위한 핵심 가이드 (Eric Hebgen 2016)

부록

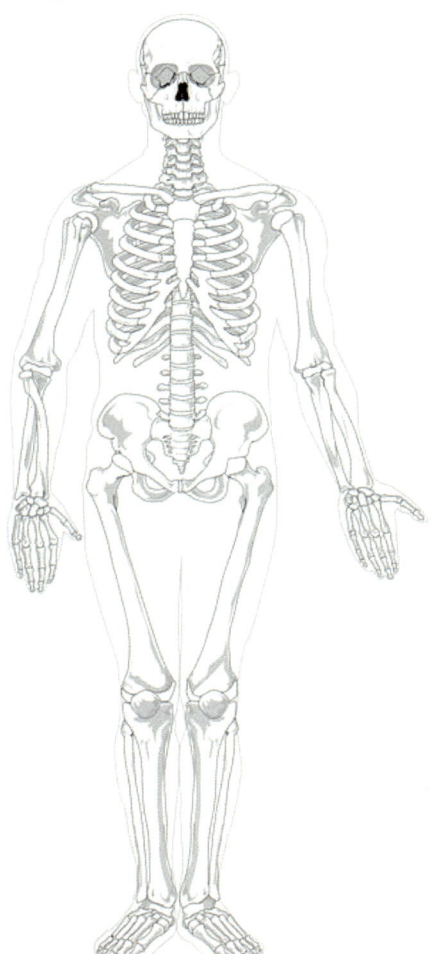

추천도서 안내

교육안내

협력업체

추천도서 안내
전문가 완성을 위한 필독서

추천 참고서적

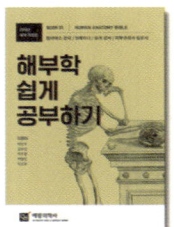

해부학 쉽게 공부하기

박민주 외 4명 지음
예방의학사
12,000원

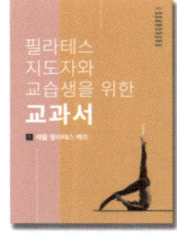

**필라테스 지도자와
교습생을 위한 교과서 1**

[재활필라테스 매트]
국제재활코어필라테스협회 지음
예방의학사
45,000원

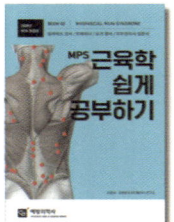

MPS 근육학 쉽게 공부하기

김보성 외 4명 지음
예방의학사
12,000원

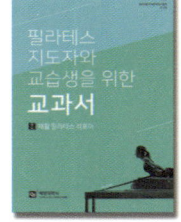

**필라테스 지도자와
교습생을 위한 교과서 2**

[재활필라테스 리포머]
국제재활코어필라테스협회 지음
예방의학사
45,000원

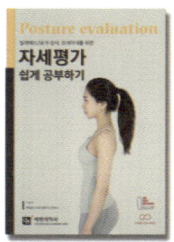

자세평가 쉽게 공부하기

백형진 외 3명 지음
예방의학사
15,000원

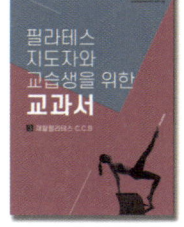

**필라테스 지도자와
교습생을 위한 교과서 3**

[재활필라테스 C.C.B]
국제재활코어필라테스협회 지음
예방의학사
45,000원

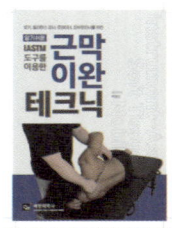

근막이완 테크닉

백형진 외 9명 지음
예방의학사
15,000원

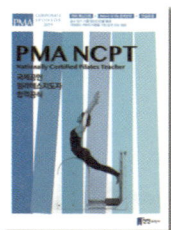

PMA-NCPT

박상윤 외 명 지음
예방의학사
12,000원

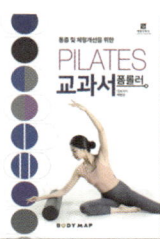

폼롤러 필라테스 교과서

백형진 외 7명 지음
예방의학사
12,000원

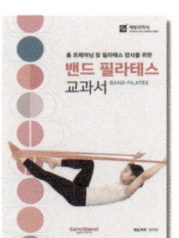

밴드 필라테스 교과서

양지혜 외 6명 지음
예방의학사
15,000원

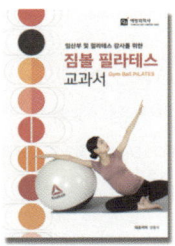

짐볼 필라테스 교과서

양흥석 외 6명 지음
예방의학사
15,000원

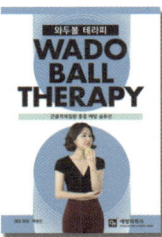

와두볼 테라피

백형진 외 9명 지음
예방의학사
10,000원

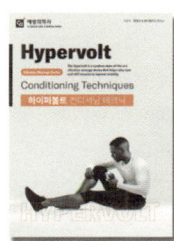

하이퍼볼트
컨디셔닝 테크닉

백형진 외 6명 지음
예방의학사
10,000원

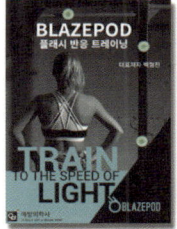

BLAZEPOD
플래시 반응 트레이닝

백형진 외 9명 지음
예방의학사
10,000원

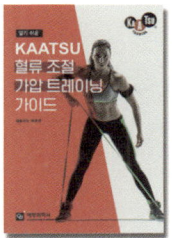

KAATSU 혈류 조절
가압 트레이닝 가이드

박호연 외 8명 지음
예방의학사
15,000원

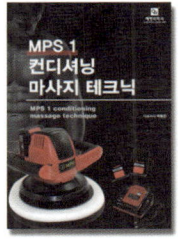

MPS 1
컨디셔닝 마사지 테크닉

백형진 외 4명 지음
예방의학사
10,000원

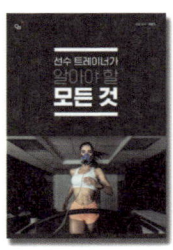

선수 트레이너가
알아야 할 모든 것

백형진 외 54명 지음
예방의학사
15,000원

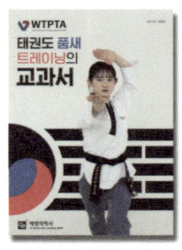

태권도 품새
트레이닝의 교과서

전민우 외 7명 지음
예방의학사
20,000원

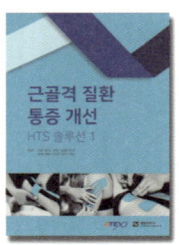

근골격 질환 통증 개선
HTS 솔루션 1

서다운 외 9명 지음
예방의학사
20,000원

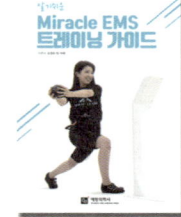

Miracle EMS
트레이닝 가이드

김경호 외 16명 지음
예방의학사
15,000원

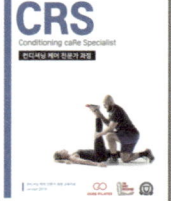

컨디셔닝 케어 전문가 과정

박주형 지음
신진의학사
비매품

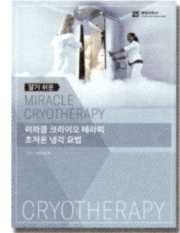

Miracle 크라이오 테라피
초저온 냉각 요법

백형진 외 6명 지음
예방의학사
20,000원

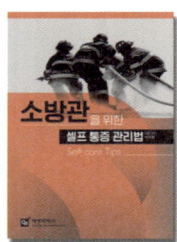

소방관을 위한
셀프 통증 관리법

박주형 외 5명 지음
예방의학사
비매품

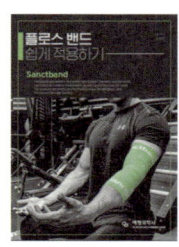

플로스밴드 쉽게 적용하기

김성언 외 7명 지음
예방의학사
15,000원

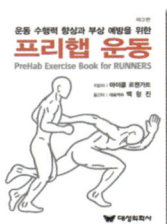

프리햅 운동

마이클 로젠가트 지음
백형진 외 10명 옮김
대성의학사
50,000원

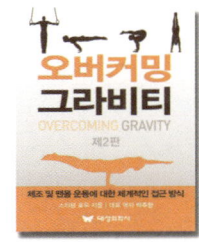

오버커밍 그라비티

스티븐 로우 지음
박주형 외 22명 옮김
대성의학사
45,000원

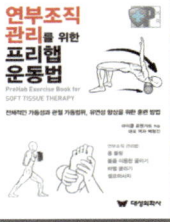

연부조직 관리를 위한 프리햅 운동법

마이클 로젠가트 지음
백형진 외 10명 옮김
대성의학사
16,000원

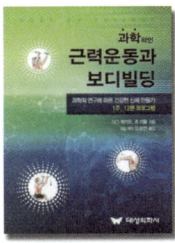

과학적인 근력운동과 보디빌딩

더그 맥거프, 존 리들 지음
김성언 외 16명 옮김
대성의학사
30,000원

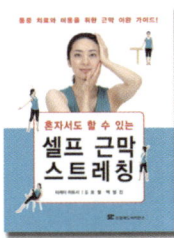

셀프 근막 스트레칭

타케이 히토스 지음
김효철, 백형진 옮김
신흥매드싸이언스
15,000원

교육 안내

커리큘럼 안내 Curriculum Structure

코어필라테스 / 바디메카닉 / 대한예방운동협회

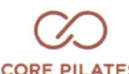
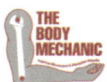

본 협회의 커리큘럼의 구조는 크게 5단계로 되어있습니다. 입문, 기초단계, 실전단계, 심화과정, 육성과정의 코스로 교육생의 수준 및 다양한 환경에 맞게 선택적으로 교육과정을 이수할 수 있습니다. 수년간의 교육 과정을 통해 완성된 본 협회의 커리큘럼을 직접 경험해보시길 바랍니다.

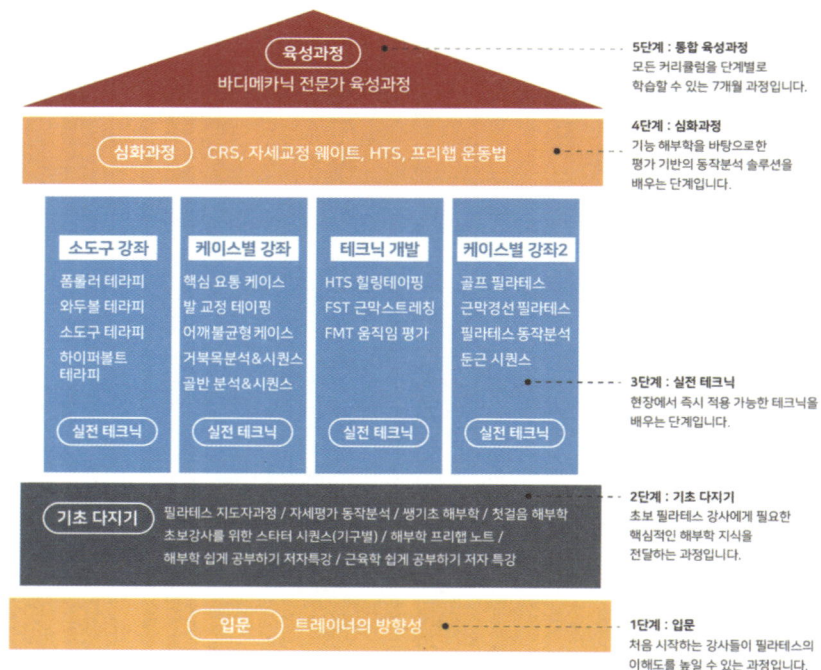

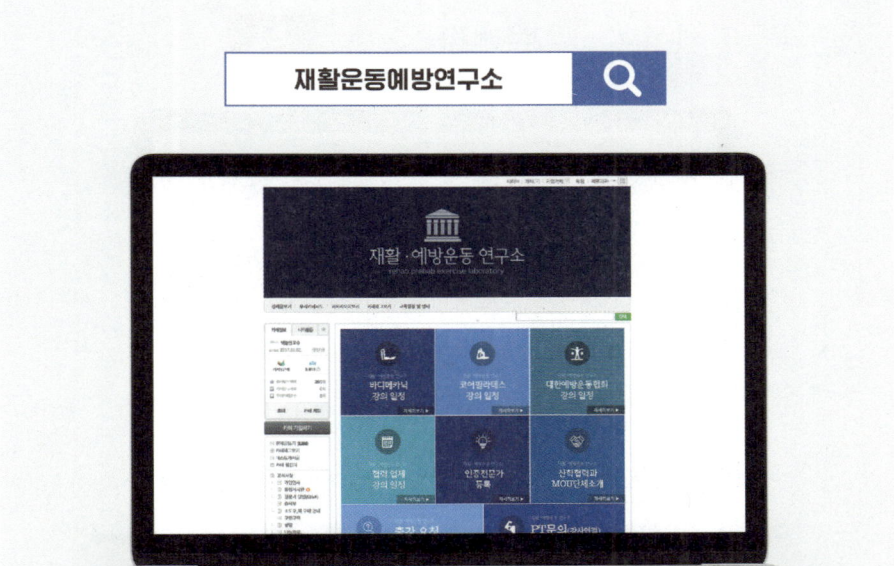

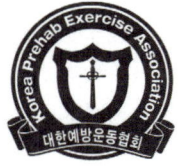

재활·운동예방연구소 소개

재활예방운동연구소는 국내 및 해외의 건강 관련 컨텐츠를 모아 통계, 분석하는 연구기관입니다.

더불어 국내외로 활발한 교육활동을 하는 교육기관이며, 건강 관련 분야의 종사자들에게 최신 연구자료들로 엄선된 컨텐츠를 제공하고 있습니다.

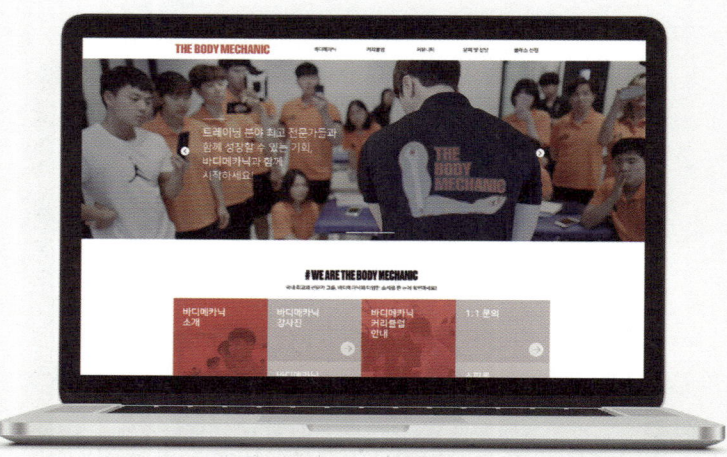

www.bodymechanic.co.kr

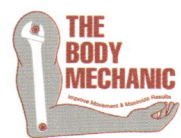

바디메카닉 소개

바디메카닉은 단순한 트레이닝을 교육하는 곳이 아닌 재활, 컨디셔닝, 체형에 최적화된 트레이닝을 지도하는 차별화된 교육기관입니다.

국내 최고의 트레이닝 전문가인 바디메카닉은 국가대표, 실업팀 선수 트레이닝뿐만 아니라 LG, 현대, 삼성 등 대기업을 대상으로 웰니스 강연을 매년 진행 중입니다.

오랜 시간 쌓아온 경험들을 토대로 체계적이고 과학적인 트레이닝 시스템을 구축하여 교육하고 있습니다.

코어필라테스

www.corepilates.kr

CORE PILATES

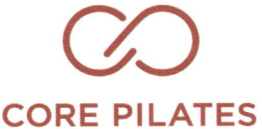

코어필라테스 소개

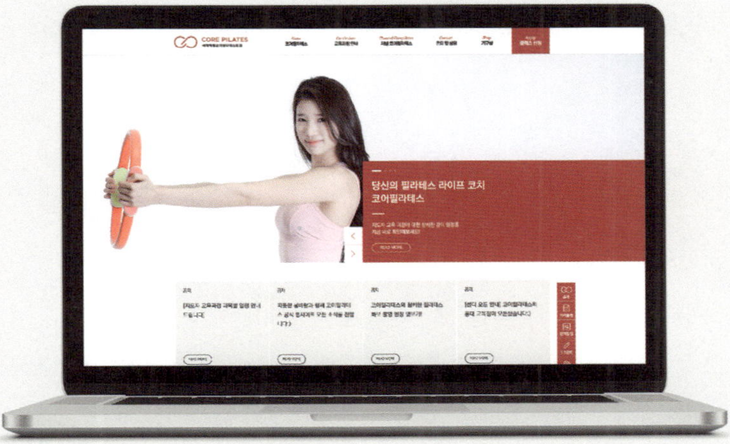

코어필라테스는 단순한 기구 사용법 교육이 아닌
운동, 재활, 체형에 대한 탄탄한 이론적 지식을 바탕으로 현장에서의
탁월한 지도능력을 갖춘 전문 강사를 양성하고 있습니다.

오랜 시간 현업에서 느낀 아쉬움을 보완하여 보다 체계적인
러닝 시스템(Learning System)을 구축하였습니다.

협력 업체

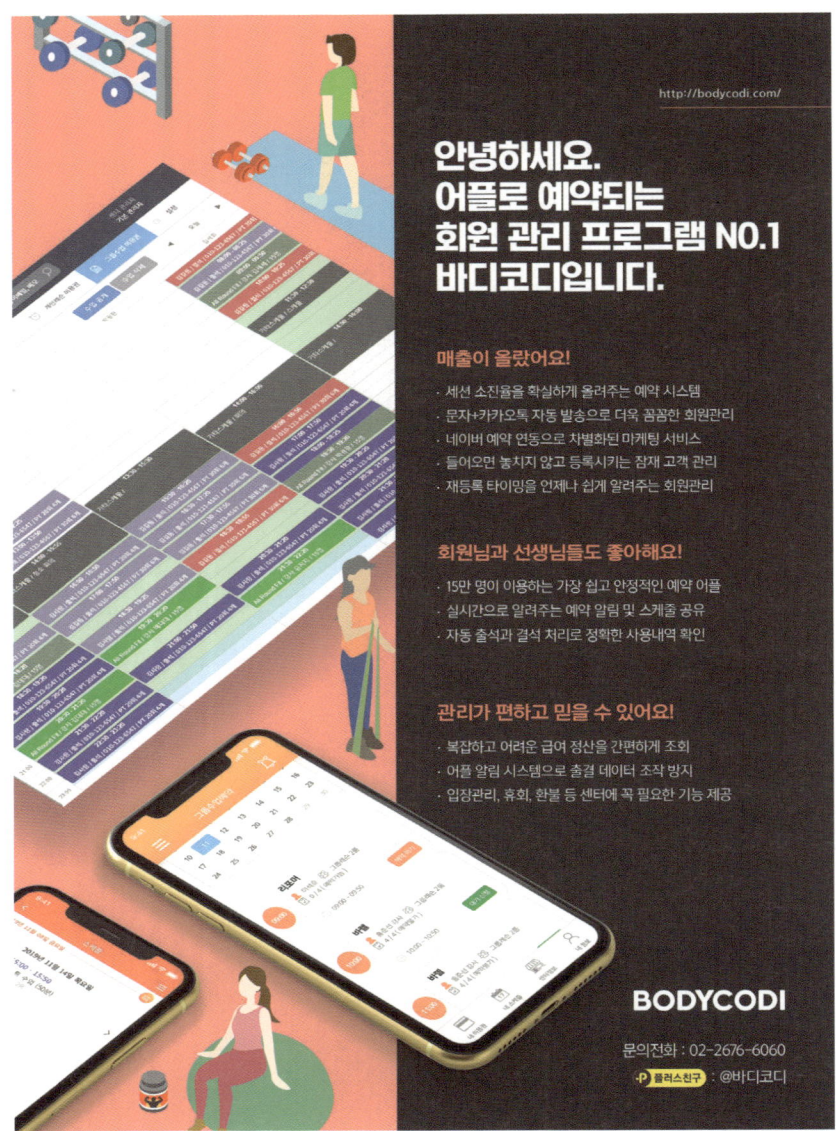

해부학
쉽게
공부하기

Hermo
BEAUTY & ESTHETIC

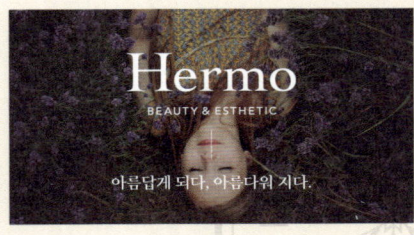

고객 → 아름다운 → 훌륭한 → 에르모

Hermo (Hermosa)는 스페인어로
'**아름다운, 훌륭한**'의 의미를 지니고 있습니다.

> " 크라이오 테라피는 "
> 단, 3분이면 가능합니다.

BRAND STORY >>>
에르모, 시작부터 다르다.

예방운동 / 의학 / 뷰티매니저 / 헬스케어 전문가가 모여
전문적인 뷰티&에스테틱 브랜드 에르모가 탄생했습니다.

하나부터 열가지 전문가가 직접 만든 에르모만의
프로그램은 건강과 아름다움을 책임집니다.

Hermo Spirit >>>
에르모는
당신의 건강과 아름다움을 위해 태어났습니다

에르모는 근본적인 건강과 아름다움을
최고의 가치로 여깁니다. 체계적인 관리 프로그램과
온전한 휴식 시간을 확보해 고객님의 건강과
아름다움을 지켜나가겠습니다.

몸의 온도가 극저온이 되면 몸은 스스로 열을 내기 위해
몸속 갈색지방을 통해 축적된 백색 지방을 연소시킵니다.
이 과정에서
단 3분만에 무료 800kcal 소모가 가능합니다.
이는 런닝머신을 3시간동안 타야만 소모되는
칼로리와 맞먹습니다.

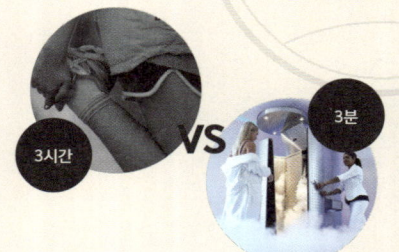

3시간 VS 3분

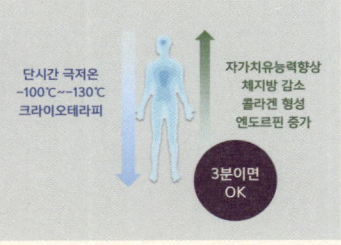

단시간 극저온
-100℃ ~ -130℃
크라이오테라피

자가치유능력향상
체지방 감소
콜라겐 형성
엔도르핀 증가

3분이면 OK

> " 크라이오 테라피는
> 효과가 입증된 치료요법 입니다. "

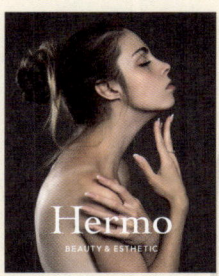

1. 크라이오테라피의 어원은 그리스어로 **cryo[차가움] + teraphy[치료]** 입니다. 크라이오테라피는 이미 1970년대 말부터 러시아, 일본 등에서 **그 효과가 입증된 치료 요법 중 하나입니다.**

2. 기체 질소를 이용해 온도를 -100C ~ -130C까지 떨어뜨려 신체의 온도를 **단시간 극저온으로** 낮추어 신체의 **자가치유능력을 향상**시켜 **치료와 건강개선에 도움**을 줍니다.

3. 이미 1970년대말부터 일본, 러시아, 미국, 영국, 프랑스 등에서 연구되어온 치료 요법으로 현재 해외에서는 **건강은 물론 미용을 위한 요법 목적으로 널리 활용**되고 있습니다.

다이어트만? NO! 크라이오테라피
3분의 기적을 체험하세요!

콜라겐 형성 + 피부 진정 효과

푸석한 피부, 아토피, 건선

크라이오 테라피는 피부의 콜라겐 형성에 도움을 주어 탄력있는 피부를 만들고 건선과 아토피 증상 완화에 도움을 줍니다.

엔도르핀 촉진 + 피로회복

스트레스, 불면증, 피로, 무기력증

단시간 극 저온으로 진행되는 냉각요법은 신경계를 자극해 체내 엔도르핀을 활성화시켜 염증과 통증 완화와 더불어 일상에서 축적된 피로에 대한 회복감을 느끼는데 도움을 줍니다.

자가 치유 능력 + 운동 능력 향상

뻐근한 근육, 관절통증

극저온 냉각 요법은 몸의 혈액 순환의 속도를 획기적으로 높여 체내에 축적된 피로물질 배출에 도움을 주고 이를 통한 체력 회복과 운동 수행 능력 향상에 효과적 입니다.

"" Q&A
크라이오, 이것이 궁금하다

정말 다이어트에 효과가 있나요?

신체 온도가 급격히 내려가면 몸은 스스로 열을 내기 위해 체내의 지방을 태우게 됩니다. (갈색지방이 백색지방을 연소시키는 작용) 이 과정에서 체지방 감소와 신경, 피부세포, 근육, 골격계의 자가 치유 능력이 향상됩니다.

다이어트에만 효과가 있나요?

다이어트와 셀룰라이트 개선 효과는 물론 콜라겐 형성에 도움을 주어 피부 진정에 효과가 있습니다. 통증 개선과 엔돌핀 분비를 촉진해 우울감과 무기력감 해소, 불면증에도 효과가 있어 운동선수는 물론 컨디션 관리가 중요한 분들에게 이용되고 있습니다.

어느 정도 받아야 효과가 있나요?

개인의 몸 상태에 따라 다르지만 대체로 최소 8주 동안 정기적으로 20회 이상 받았을 경우 확실한 변화를 느낄 수 있습니다. 기초 대사량을 높이고 싶으시다면(백색지방이 갈색지방화 되는과정) 3개월 동안 꾸준히 크라이오테라피를 관리 받으시는걸 추천드립니다.

감기에 걸리진 않을까요?

걱정하지 않으셔도 됩니다. 극저온에 일시적으로 체온이 내려갈 뿐 시술 후에는 금방 체온을 회복합니다.

www.hermobeauty.com

플린스튜디오
필라테스 감성 바디프로필 전문 스튜디오

Beyong the Perfection
완벽함을 넘어서는 아름다움을 찾는 곳

Studio FLYN

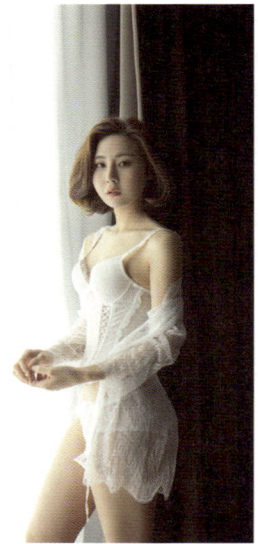
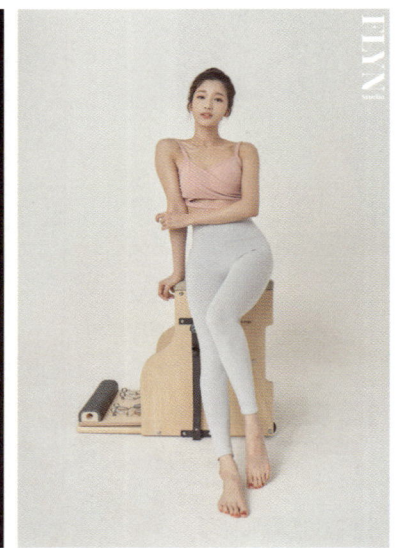

플린스튜디오는 Color horizon과 Special Concept, Pilates Concept
3가지 라인으로 구성된 **바디프로필 전문스튜디오** 입니다.

모델의 **'아이덴티티'**에 맞게 배경, 의상, 시선, 표정, 포징, 조명을
개별적으로 구성하고 완벽하게 조율하는 촬영스타일을 추구합니다.
플린 스튜디오와 함께 바디프로필 전문가가 구현하는
고감도의 이미지와 **새로운 이미지의 '나'**를 만나보세요.

플린스튜디오
필라테스 감성 바디프로필 전문 스튜디오

Studio FLYN

Beyong the Perfection
완벽함을 넘어서는 아름다움을 찾는 곳

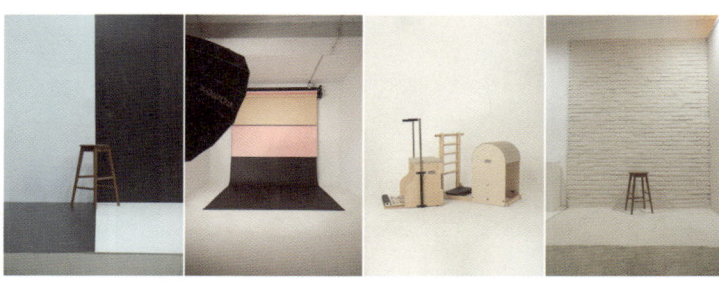

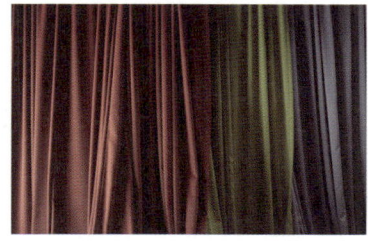
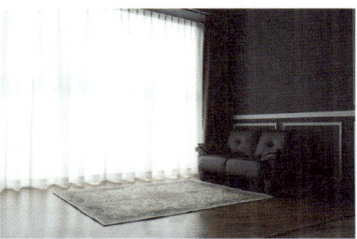

3개의 핵심 컨셉과 8개의 세부 컨셉으로 구성되어,
모델에게 적합한 다양한 연출과 컨셉 초이스가 가능합니다.

찾아오시는 길 >
서울 마포구 서교동 451-38, 지하2층

카카오 플러스 >
 flyn_studio

인스타그램 >
flyn_studio

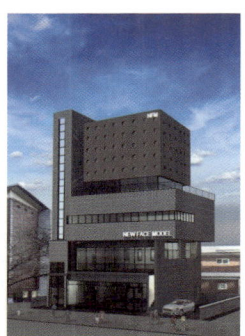

해부학 쉽게 공부하기 233

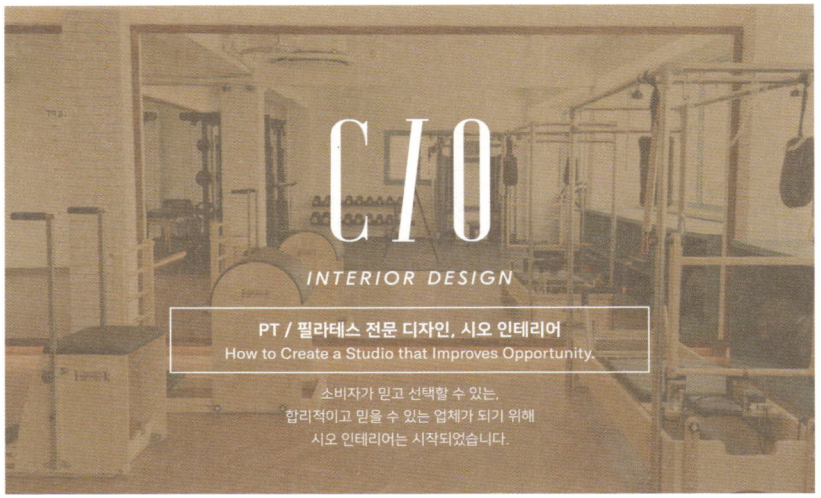

C/O
INTERIOR DESIGN

PT / 필라테스 전문 디자인, 시오 인테리어
How to Create a Studio that Improves Opportunity.

소비자가 믿고 선택할 수 있는,
합리적이고 믿을 수 있는 업체가 되기 위해
시오 인테리어는 시작되었습니다.

Our Story

01. 센터 전문 디자인의 **시작은 컨설팅부터.**

시오의 프로젝트는 '임대계약 전 단계'부터 시작됩니다. 상권의 특성과 접근성을 고려하고, 임대공간의 컨디션을 체크하고, 인테리어 파트에서의 제한점과 중점사항을 끊임없이 고객과 나누며, 최상의 공간을 임대하실 수 있도록 보조합니다.

02. 필라테스, 피트니스 전문가의 **합리적인 공간 설정.**

시오는 피트니스&필라테스 전문 회사입니다. 평수와 운영시스템, 동선, 근무하시는 선생님 수에 따라 유산소/샤워실/기구공간/휴식공간/상담 공간을 배치하고 분배합니다. 인테리어 전문가가 아닌, 피트니스&필라테스 전문가로써의 시선은 시오인테리어만의 장점입니다.

03. **정직하고 투명한** 견적서.

시오의 견적서는 투명하고 정확합니다. 터무니 없이 저렴한 견적서와 공사 내용의 정확하게 보이지 않는, 혹은 비전문가가 보기에 너무 어려운 견적서가 아닌, 사업주가 한눈에 확인하고 점검할 수 있는 견적서를 제공합니다.

04. 오픈 센터에 필요한 부분을 **한 번에!**

시오는 다양한 비즈니스 파트너를 통해, 센터 오픈에 필요한 다양한 사업 네트워크를 확보하고 있습니다. 전단지와 웹사이트 현수막등은 물론, 광고영상-이미지 전문 파트너, 컨설팅 및 홍보마케팅 전문 파트너등 사업주가 어려움을 겪을 수 있는 모든 부분에서 탄탄하고 체계적인 솔루션을 제공합니다.

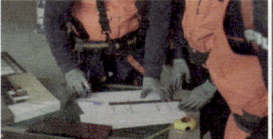
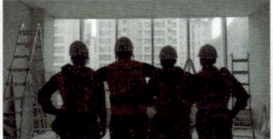
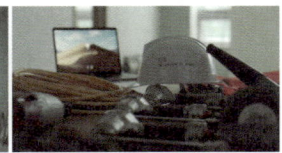

About us

시오는 디자인팀 & 시공팀 & 피트니스-필라테스 컨설팅팀 이 3개의 팀이 하나의 몸처럼 협업하여 디자인을 창조합니다. 각 분야에 최적화 된 3개의 팀은 각자의 필드에서 최고 역량을 발휘하며, 동료들과 빛나는 co-work을 보여줍니다. 유산소 공간을 만드는 작은 선택에도, 회원들의 동선과 일조량, 뷰포인트, 전체공간대비 효율성을 따지며, 신발장의 수납 갯수 조차도 허투로 정하지 않습니다. 열정적이고, 전문적인 3개의 팀으로 구성된 시오인테리어는 이제 막 새로운 사업을 시작하려는 여러분에게 최고의 선택이 될 것 입니다.

에르모(Hermo) 가산점 2019년 6월 완공.

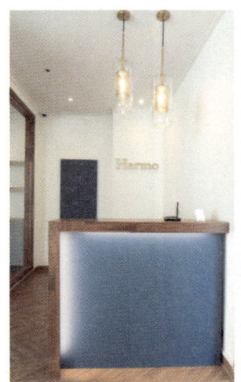
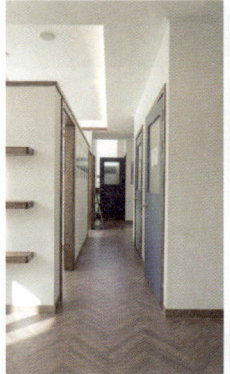
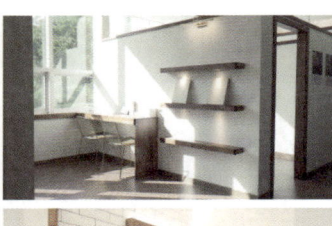
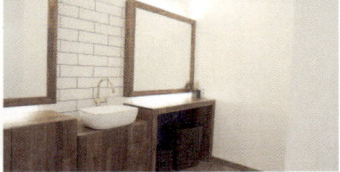

BM필라테스 문래점 2019년 5월 완공.

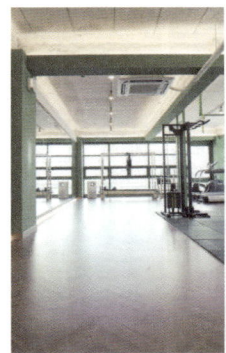
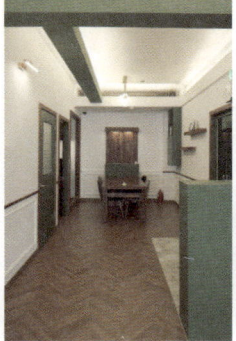
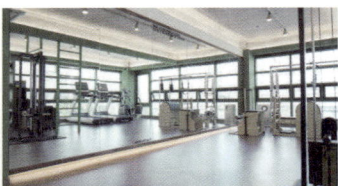
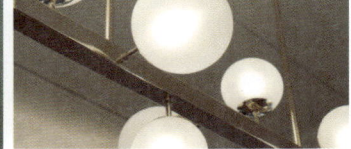

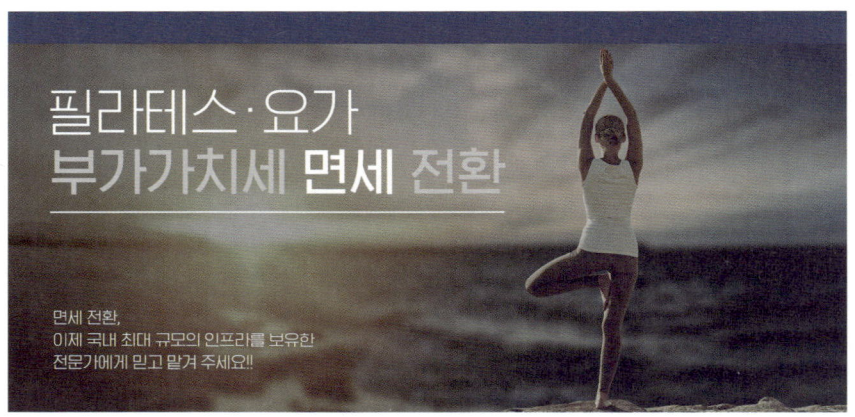

스포츠 교육기관
전문가 소개

손진원 회계사

주요 경력
- 자격사항: 공인회계사
- 학력: 경희대학교 스포츠의학과 졸업
- 前 사격 국가대표 상비군
- 前 Deloitte 안진회계법인
- 現 ㈜ 진엔컴퍼니 대표이사
- 現 서울시 민간위탁 심의위원

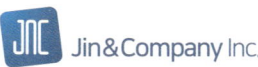

김진규 세무사

주요 경력
- 자격사항: 세무사
- 학력: 경북대학교 졸업
- 現 지인세무회계 대표 세무사
- 現 중소벤처기업부 비즈니스 지원단 자문위원
- 現 네이버 지식인 세무사
- 現 (사) 아시아모델협회 세무 고문

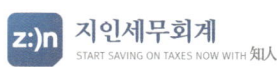

면세전환부터 One-Stop Service
세금 및 교육원 관리까지 한번에!

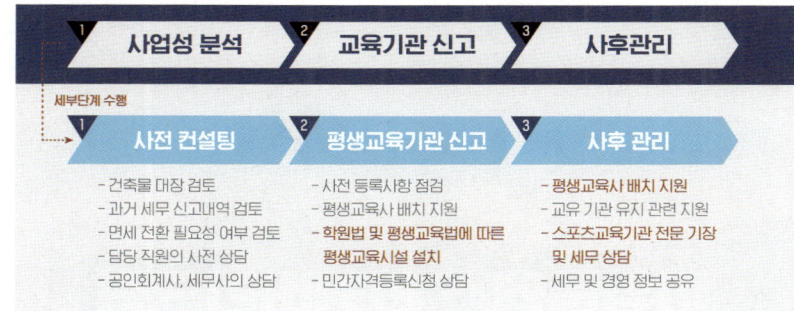

Q&A

01. 믿을 수 있는 업체인가요?

당사는 스포츠교육기관 전문 **공인회계사**와 **세무사**가 법률적인 검토부터 **세무** 대리까지 전문적인 서비스를 제공합니다. 당사는 네이버 **스마트 스토어 레슨**과 공식 제휴를 맺었으며, **대한체육회** 산하 협회들과 협약을 체결했습니다. 또한, 대표 공인회계사는 **경희대학교 체육대학**을 졸업하고, **사격** 선수로서 **청소년대표**로 활동하는 등 스포츠 교육 전문가로서 업계에 대한 높은 이해와 전문성을 자랑합니다.

02. 합법적인 서비스 인가요?

네, 맞습니다. 일정한 요건을 갖춘 경우 **평생교육원**으로서 교육청 인가를 받을 수 있으며, 평생교육원에서 제공하는 교육용역은 **부가가치세법상 면세**에 해당합니다. 사전 진단을 통해 요건을 갖추지 못한 경우에는 면세 전환이 불가능하며, 당사는 불법적인 서비스를 제공하지 않습니다.

03. 계약 후 면세 전환이 안되면 환불이 되나요?

계약 후, 면세 전환이 안되는 경우 지급하신 계약금 및 착수금은 **100% 환불해 드립니다**. 다만, 대표님의 사정에 의해 계약을 취소하는 경우에는 환불이 불가능합니다.

04. 사후관리는 어떻게 이루어 지나요?

당사는 평생교육원 설립부터 유지까지 평생교육사 배치를 지원해 드리며, 언론기관 업무를 매월 대행 해 드립니다. 또한, 대표님이 원하시는 경우 **지인세무회계**를 통한 스포츠교육기관 전문 기장 및 세무 서비스를 제공 해 드립니다.

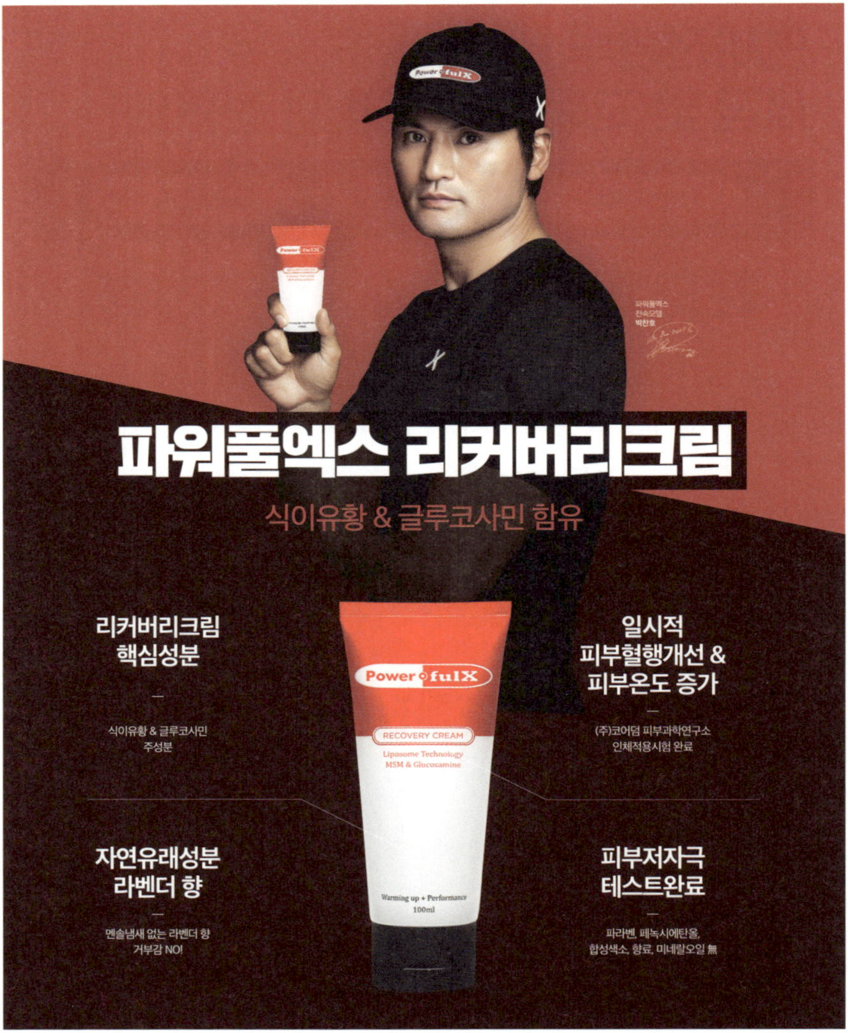

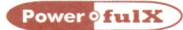 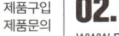 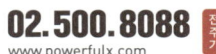

#뚜껑따고 #바로마시는
세상 편한 단백질의 탄생
프쌤
MDwell
매일유업 & 대웅제약
Power fulX
내 손안에 프로틴 선생님
프쌤
밀크티
설탕 0g
단백질 25g
칼로리 115kcal
탈지분유 0.1%, 홍차추출분말 0.2%
330ml (115kcal)
파워풀엑스 모델 박찬호
파워풀엑스 모델 박기량
내 손안에 프로틴 선생님, 프쌤
0g
無설탕, 無지방
無콜레스테롤
25g
단백질
(동물성 7 : 3 식물성)
100%
비타민 B1, B2, B6, C, D, 칼슘
(일일권장량)
프쌤이 특별한 이유
초간편 뚜껑만 따고 바로 마시자!
영양 만점 프쌤 하나면 단백질+아미노산+비타민+칼슘까지 한번에 해결!
부드러운 목넘김 걸쭉한 단백질 보충제는 그만! 부드럽고 깊은 맛의 밀크티 맛
가벼운 115kcal 식사대용 / 다이어트 대용으로 추천
긴 유통기한 상온에서 9개월까지 보관가능
철저한 위생관리 HACCP 인증! 테트라팩 패키지에 엄격하게 멸균처리
* 엠디웰은 매일유업과 대웅제약이 환자식을 만들기 위해서 설립한 합작사입니다.
Power fulX
제품구입
제품문의
02.500.8088
www.powerfulx.com
전화 주문 가능

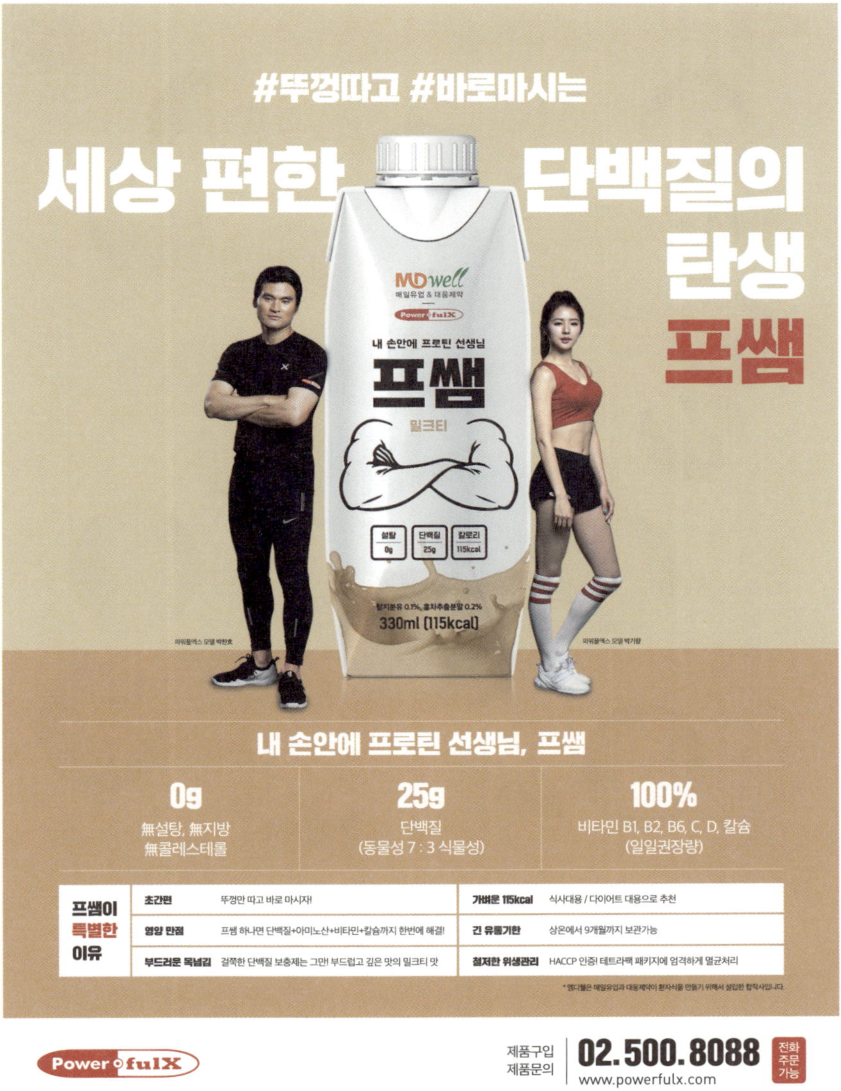

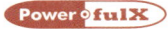

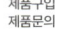

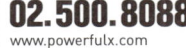

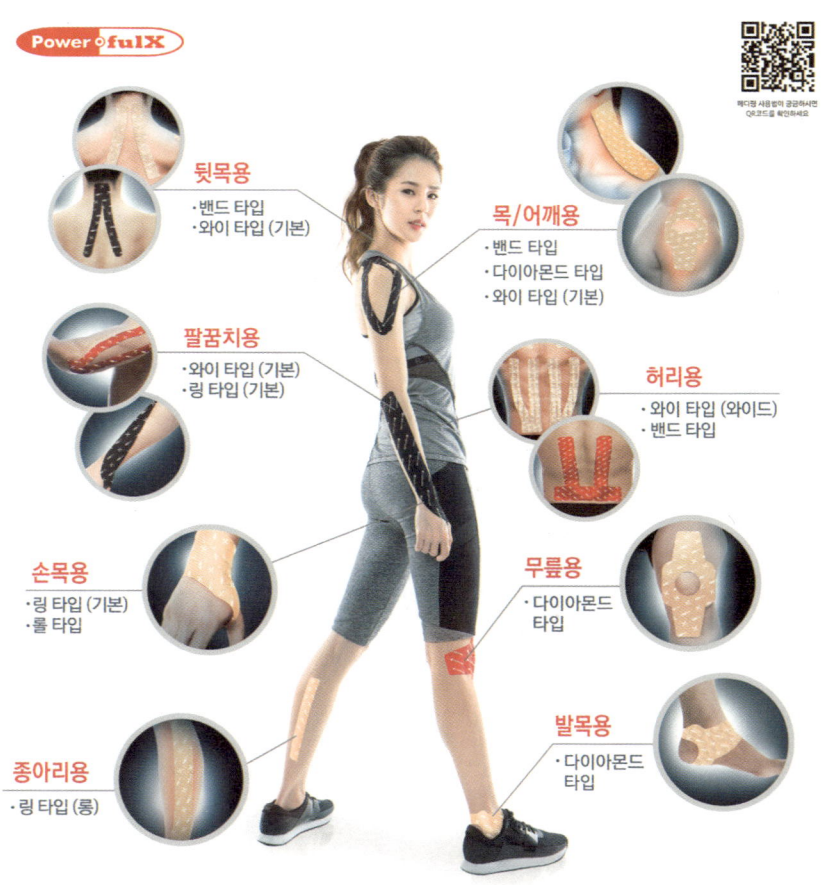

EMS 저주파 자극 + 도구를 이용한 물리적 자극
"페이머슬 LSTM"

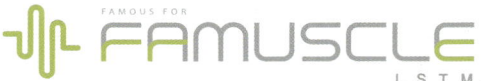

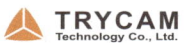

가정용 저주파 조합자극기 제조 / 의료용 저주파 조합자극기 제조 / 저주파 조합자극기 연구개발

회사 소개

트라이캠테크놀로지(주)는 1998년 1월 연구개발을 시작으로, 2008년 설립이래, 자체 기술로 개발한 가정용 및 의료용 저주파 조합 자극기를 제품화하여, 고객만족 서비스와 고객가치를 창조하고 있습니다. 또한 기업부설연구소 설립이래 저주파분야에서 많은 연구업적과 특허, 실용화 등의 인증을 받았습니다. 특히 국내 보완대체의학의 선두기업으로 인정받아 공신력을 갖추고 있습니다. 현재 중국, 대만, 홍콩, 말레이시아, 러시아, 카자흐스탄, 인도네시아, 인도, 베트남 등의 해외 네트워크를 보유하고 있습니다.

우리몸을 고려한 3가지 유형의 헤드

제품의 기능

전문성을 강조한 전기 근막이완 관리기-페이머슬 LSTM 전기근육 자극(EMS)와 근막이완요법(IASTM)의 기능을 한번에 사용 할 수 있는 제품!
1. 전기마사지와 물리적 마사지의 콜라보
2. 근육을 자극하여 재활운동 극대화
3. 통증의 치료를 위한 연부 조직 테라피
4. 원하는 부위에 집중하여 관리가능
5. 일회성 GEL Pad 없이도 지속적 사용가능
6. 피부와 조직에 영양을 공급해주며 림프순환이 촉진

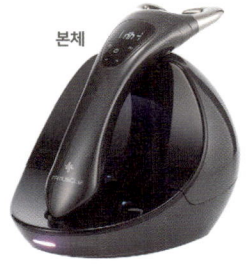

본체

 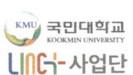 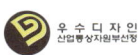

UV LED 살균 충전크래들(헤드 살균효과)

저주파 전문 기업의 검증된 기술력

CE, KC, FDA 리스팅, 2018년 굿디자인선정
독일 라이프치히 대학연구 (안전성 검증)
국민대학교 스포츠 건강재활학과 협력 / 국민대 링크사업단 협약

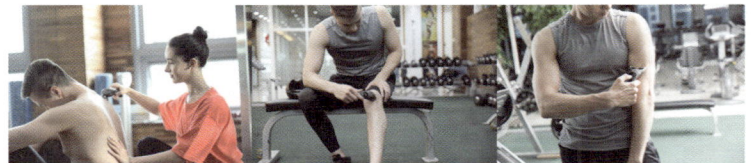

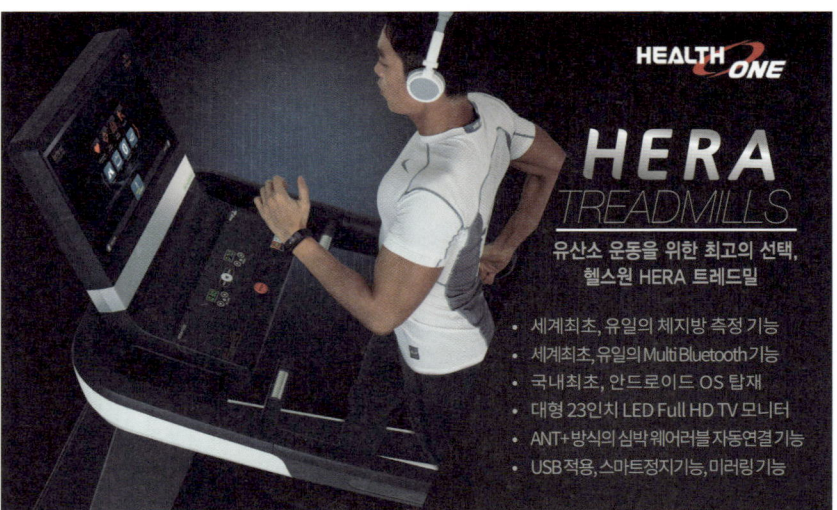

유산소 운동의 장점

유산소 운동은 심장과 폐를 튼튼하게 해주며, 지방연소로 체지방 감고, 스트레스 해소 및 성인병 예방과 치료에도 도움이 됩니다.

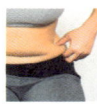
체지방 감소 체내 축척되어 있는 지방을 연소시켜 군살을 빼줌으로써, 건강하고 아름다운 라인을 가질 수 있습니다. 최초 20~25분은 탄수 화물이 연소되며, 지방이 연소되는 시점은 운동 후 20~30분 이후입니다.

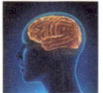
두뇌발달, 학습증진, 업무성과 UP 하버드 메디컬스쿨의 존 레이티에 의하면, 유산소 운동은 뇌기능 향상에 필요한 호르몬의 분비를 증가시켜 준다라고 합니다. 기억력을 증진 시키는 세로토닌, 집중력에 도움이 되는 도파민, 지각능력에 영향을 주는 노르에피네프린 등이 유산소 운동과 함께 분비가 되어 두뇌발달 및 학습증진과 업무성과를 높이는데 도움이 됩니다.

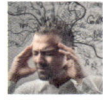
스트레스 해소 적당량의 유산소 운동은 엔도르핀 분비를 촉진시켜 기분을 좋아지게 하고 스트레스 해소에 도움을 줍니다.

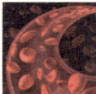
성인병 예방및 치료 반복되는 유산소 운동은 심장의 용적을 늘려주고, 혈관을 깨끗하게 하며, 혈당을 떨어뜨려 심혈관 질환, 당뇨병, 고지혈증 등 성인병 예방 및 치료에 도움이 됩니다.

㈜헬스원 본사 / 공장 경기도 고양시 일산서구 산남로 132 Tel : (031) 949_8010 E-mail : ceo@ehealth-one.com

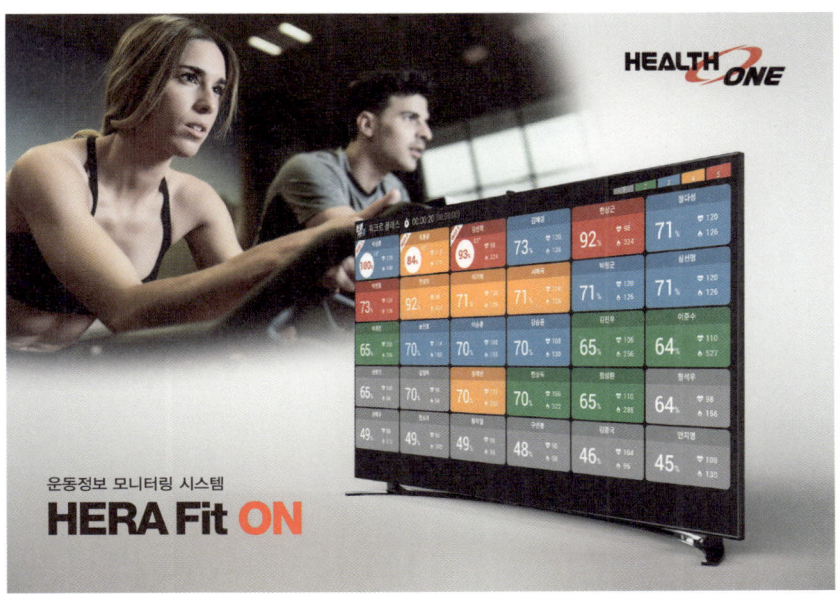

운동정보 모니터링 시스템
HERA Fit ON

ANT+ 방식의 웨어러블
심박기기 착용
헬스원 HERA-Fit+

ANT+ 리시버
ANT+로 전송된 심박신호를 수신함

서버 PC
헤라핏 온 시스템 운용, 데이터 축적 관리

태블릿 PC
트레이너 및 관리자용 운동프로그램을 실행

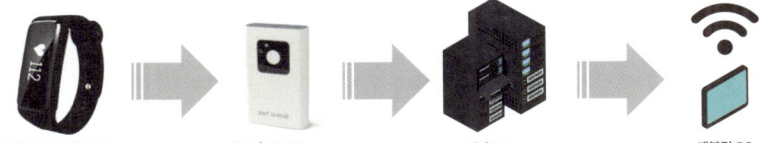

심박수 & 활동 측정기

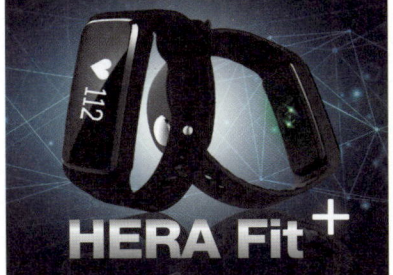

헤라핏+ 실시간 심박수 측정이 가능한 스마트 손목 밴드 헤라핏은 헬스원의 스마트 트레드밀/바이크와 연동하여 동작음이 제거된 특허 기술로 오류없이 정확한 실시간 측정이 가능합니다. 실시간 심박수 측정을 통한 맞춤형 운동 프로그램을 실행할수 있으며 스마트폰 앱을 사용하여 다양한 운동 및 수면분석 기능은 물론 휴대폰 알림 가능까지 사용한 최신형 스마트 웨어러블 기기입니다.

(주)헬스원 본사 / 공장 경기도 고양시 일산서구 산남로 132 Tel : (031) 949_8010 E-mail : ceo@ehealth-one.com

2018년 NEW 개정판 | BOOK 01 | HUMAN ANATOMY BIBLE

필라테스 강사 / 트레이너 / 요가 강사 / 피부관리사 입문서

해부학
쉽게
공부하기